Sterbebeistand bei Kindern und Erwachsenen

Herausgegeben von
Ernst Engelke, Hans-Joachim Schmoll
und Georg Wolff

W0197264

Ferdinand Enke Verlag Stuttgart 1979

Dr. theol. Ernst Engelke

Estenfelder Str. 68
8700 Würzburg

Dr. med. Hans-Joachim Schmoll

Wiss. Assistent, Department Innere Medizin
Abt. Onkologie an der Med. Hochschule Hannover

Dr. phil. Georg Wolff, Dipl. Psych.

Kinderklinik der Med. Hochschule Hannover

CIP-Kurztitelaufnahme der Deutschen Bibliothek

Sterbebeistand bei Kindern und Erwachsenen/
hrsg. von Ernst Engelke. . . - Stuttgart: Enke, 1979.
(Enke-Sozialwissenschaften)
ISBN 3-432-90301-4

NE: Engelke, Ernst [Hrsg.]

Alle Rechte, insbesondere das Recht der Vervielfältigung und Verbreitung sowie der Übersetzung vorbehalten. Kein Teil des Werkes darf in irgendeiner Form (durch Photokopie, Mikrofilm oder ein anderes Verfahren) ohne schriftliche Genehmigung des Verlages reproduziert oder unter Verwendung elektronischer Systeme verarbeitet, vervielfältigt oder verbreitet werden.

© 1979 Ferdinand Enke Verlag, POB 1304, 7000 Stuttgart 1 – Printed in Germany

Druck: Offsetdruckerei Grammlich, Pliezhausen

Inhalt

Autorenverzeichnis

Becker, Paul, Dr. med.
Leitender Arzt des St. Vincenz-Krankenhauses, Auf dem Schafsberg
6250 Limburg/Lahn

Engelke, Ernst, Dr. theol. cand. phil.
Psychodramaleiter, Estenfelder Str. 68, 8700 Würzburg

Hartmann, Fritz, Prof. Dr. med.
Department Innere Medizin der Medizinischen Hochschule Hannover
Postfach 610 180, 3000 Hannover 61

Koch, Uwe, Dr. phil., Dr. med.
Abteilung für Medizinische Psychologie, Universitätskrankenhaus
Hamburg-Eppendorf, Martinistr. 52, Pavillon 69, 2000 Hamburg 20

Köhle, Karl, PD Dr. med.
Oberarzt an der Abt. Psychosomatik der Universität Ulm,
Oberer Eselsberg, 7900 Ulm

Ostermann, Erika,
Diakonin im Klinikpfarramt an der Medizinischen Hochschule Hannover
Postfach 610 180, 3000 Hannover 61

Piper, Hans-Christoph, Dr. theol.
Ausbildungsleiter für Clinical Pastoral Training, Klinikpfarramt der
Medizinischen Hochschule Hannover, Postfach 610 180,3000 Hannover 61

Schmeling, Christoph, cand. med.
Abteilung für Medizinische Psychologie, Universitätskrankenhaus
Hamburg-Eppendorf, Martinistr. 52, Pavillon 69, 2000 Hamburg 20

Schmoll, Hans-Joachim, Dr. med.
Abteilung Hämatologie im Department Innere Medizin der Medizinischen
Hochschule Hannover, Postfach 610 180, 3000 Hannover 61

Sporken, Paul, Prof. Dr. theol.
Rijksuniversiteit Limburg, Postfach 616, Maastricht, Niederlande

Wolff, Georg, Dr. phil, Dipl. Psych.
Arbeitsgruppe Pädiatrische Psychologie der Kinderklinik der
Medizinischen Hochschule Hannover, Postfach 610 180, 3000 Hannover 61

Einleitung

Das Thema „Sterben und Tod" wurde in der letzten Zeit immer häufiger Gegenstand von Fernsehen und Rundfunksendungen, von Büchern, Essays und auch von wissenschaftlichen Tagungen. Diese Quantität an Beschäftigung mit dem Themenkreis „Umgang mit Sterbenden" deutet vielleicht einen beginnenden Umbruch in der Einstellung der Gesellschaft zu Sterben und Tod an, täuscht aber über die tatsächliche Problematik hinweg, denn die Enttabuisierung findet nur verbal statt. Die konkreten Aufgaben und Probleme im Umgang mit sterbenskranken Patienten sind dadurch nicht wesentlich erleichert worden. In der direkten Konfrontation mit einem sterbenskranken Patienten, einem Kind oder einem Erwachsenen, herrscht nach wie vor viel Schweigen, Angst, etwas Falsches sagen oder tun zu können und Unsicherheit, worüber man mit dem Patienten sprechen könnte. Die Ursachen für Schweigen, Angst und Unsicherheit sind vielfältig. Die kreatürliche Urangst assoziiert um Sterben und Tod negative Erlebnisse wie Lebensverlust, Schmerzen, Vereinsamung und Leiden. Schuld- und Strafdenken verstärken diese Ängste. Die Nachfrage nach den in den letzten Jahrzehnten entwickelten psychotherapeutischen Behandlungsverfahren und die Erkenntnisse der Kommunikationsforschung haben deutlich gemacht, wie schwach noch unsere Fähigkeiten ausgebildet sind, Gefühle und Erlebnisse bei uns selbst und bei anderen wahrzunehmen und auch zu verbalisieren. So bleiben die mit intensiven Gefühlen verknüpften Themen oft tabuisiert: Sexualität, Aggression und – Sterben und Tod. Kommt ein Gespräch auf eines dieser Themen, wird uns rasch unangenehm zumute, und wir fühlen uns entsprechend erleichtert, wenn das Thema gewechselt wird.

Aber: wo das Sterben geschieht, in den Krankenhäusern, den Altenheimen oder den betroffenen Familien, da läßt sich das Thema nicht einfach wechseln. Dort stellt sich uns täglich die Forderung nach dem Umgehen mit dem Sterbenskranken und seinen Angehörigen. Und wir haben nur die Möglichkeit auszuweichen oder uns dieser Forderung zu stellen und das Leben mit den Sterbenskranken zu lernen.

Verbesserte medizinische Behandlungsverfahren haben bei vielen, auch lebensbedrohlichen Erkrankungen zu erheblichen Verlängerungen der Überlebenszeiten geführt. Das bedeutet für zunehmend mehr Patienten auch eine Verlängerung des Zustandes, chronisch und lebensbedrohlich erkrankt zu sein. Gleichzeitig ist die Vorhersagbarkeit der individuellen Überlebenschance komplizierter geworden. Die Patienten werden häufiger und insgesamt über einen längeren Zeitraum hinweg stationär bzw. ambulant behandelt; entsprechend häufiger sind die Kontakte von Patient und Krankenhauspersonal; psychische Befindlichkeiten können vermehrt zum Gesprächsinhalt werden. Wirkung und Nebenwirkungen der oft sehr stark belastenden medikamentösen, cytostatischen und radiologischen Therapie, wie z. B. bei den Krebserkrankungen, sind Anlässe für den Wechsel im Befinden, im Verhalten und im Grad der Hoffnung auf einen günstigen Verlauf der Krankheit. So wird der unbezweifelbare Erfolg der medizinischen Forschung zu einer Herausforderung an die psychosoziale Betreuung: Wie kann es gelingen, den durch die medizinische Behandlung geretteten Lebensraum lebenswert und erlebenswert zu machen? Wie kann auch der letzte verbleibende Lebensraum lebenswert sein, wenn eine weitere medizinische Behandlung keine Aussicht auf Erfolg mehr hat und das Sterben unausweichlich ist?

Die Herausforderung, die psychische Not der sterbenskranken und sterbenden Kinder und Erwachsenen zu beantworten, steht im Raum. Doch zugleich fehlt es an Antworten: Wie in anderen Ländern werden auch in der Bundesrepublik Ärzte und Krankenschwestern, Sozialarbeiter, Klinische Psychologen, Seelsorger und Pädagogen bisher in ihrer Ausbildung – von wenigen Ausnahmen abgesehen – nicht auf das Umgehen mit Sterbenskranken vorbereitet. Viele, die im Krankenhaus arbeiten, haben noch keine intensiven persönlichen Erfahrungen mit Sterben und Tod in der eigenen Familie gemacht. Viele der oft jüngeren Ärzte in den Krankenhäusern erleben das Sterben eines Patienten als Zeichen ihres professionellen und persönlichen Versagens, ihrer eigenen Unzulänglichkeit. Und wo Ausbildungsmangel und Unerfahrenheit bestehen, wo Enttäuschung herrscht, wird schwerlich eine kommunikative Brücke zu einem sterbenskranken Patienten entstehen können, der sich selber scheut, seine Gefühle und Erlebnisse mitzuteilen.

Die Angst und Not ist auf beiden Seiten groß, bei den Pflegenden wie bei den Kranken. Ein mögliches indirektes Zeichen für das Ausmaß dieser Not scheint uns der enorme Anstieg der Veröffentlichungen zum Thema Sterben und Tod in den letzten Jahren zu sein. Aber noch, so scheint es, wird weit mehr *über* die Sterbenden als *mit* den Sterbenden geredet.

In den Berichten der Massenmedien über Gewaltverbrechen, Verkehrstote, Kriege und Terrorakte kommt unser Bedürfnis nach einer wirkungsvollen emotionalen Auseinandersetzung mit Sterben und Tod zum Ausdruck, aber in dieser emotionalen Distanz wird allenfalls eine Scheinauseinandersetzung möglich.

Nur ein Not-Behelf scheinen uns auch besondere Sterbekliniken und spezialisierte Sterbehelfer zu sein. Ohne Zweifel ist deren Modell einer integrierten, sozialen, medizinischen und psychischen Betreuung der stationären und der ambulanten Patienten, die zu Hause versorgt werden, vorbildhaft und nachahmenswert. Aber andererseits stellt sich die Frage, ob die Existenz dieser Sterbekliniken nicht auch Unzulänglichkeiten unserer bestehenden Kliniksysteme und des an Pflege und klinischer Versorgung beteiligten Personals widerspiegeln, die Herausforderung einer adäquaten medizinischen, psychischen und sozialen Sterbebegleitung wahrzunehmen.

Wir haben nur die Möglichkeit, auszuweichen oder das Umgehen mit Sterbenskranken zu lernen. Wer aber täglich mit Todkranken umgehen muß, tut sich oft schwer, das Sterben des Patienten immer wieder mit dem Patienten mitzuerleben und ihm dabei hilfreich zu sein. Wir können nicht immer und wollen auch nicht immer die Probleme der Sterbenden verstehen, seinen Schmerz nachempfinden, nicht nur, weil wir „keine Zeit haben", sondern weil wir Angst haben, – Angst davor, über das Sterben mit unseren Patienten zu sprechen, aber auch Angst vor unserem eigenen Sterben. Wir brauchen selbst Hilfe und Anleitung, damit wir unseren todkranken Patienten im Sterben beistehen können.

Die Autoren dieses Sammelbandes möchten durch ihre Beiträge dem Leser Hilfe und Anleitung zur Begleitung Sterbender anbieten. Das Problem, Sterbende zu begleiten, ist nicht erst ein Problem unserer Tage. Wie aber sind die Menschen in früherer Zeit mit dem Tod und den Sterbenden umgegangen? *Fritz Hartmann* geht in seinem Beitrag dieser Frage nach. Wenn heute jemand einen Sterbenden begleitet, ist die Art und Weise wie er das tut nicht von der Einschätzung des Sterbens in unserer gegenwärtigen Gesellschaft unabhängig. Die Situation und das Umfeld für Sterbebeistand heute beschreibt unter besonderer Rücksicht auf den Stand der thanatologischen Forschung *Ernst Engelke. Paul Sporken* stellt danach die wichtigsten Aspekte für den Umgang mit Sterbenden dar. Ausgangspunkt seiner Betrachtungen über Sterbehilfe ist die Überzeugung, daß die Norm der Hilfe durch den Kranken in seiner Ganzheit bestimmt wird. Mit dem sozialen Umfeld des Sterbenden befaßt sich *Hans-Joachim Schmoll.* Die sozialen Vorgänge um den Sterbenden herum wie z. B. die Reaktion seiner Familie, Kollegen und des medizinischen Personals, bestimmen die Art und Weise des Sterbens wesentlich mit. Weit verbreitet ist die Meinung, daß Kinder, die sterbenskrank sind, sehr wenig vom Sterben wissen. *Georg Wolff* macht in seinem Beitrag deutlich, wie wenig wir, die Erwachsenen, über sterbende Kinder wissen, und daß wir noch viel lernen müssen, um sterbenskranken Kindern beistehen zu können. Die Beiträge von *Hans-Christoph Piper, Ernst Engelke, Karl Köhle* und *Angelika Erath-Vogt* berichten von unterschiedlichen Methoden und Modellen, um Seelsorger, Medizinstudenten und das medizinische Personal im Krankenhaus im Umgang mit Sterbenden auszubilden. *Erika Ostermann* erzählt von ihren Erfahrungen, die sie bei der Begleitung lebensbedrohlich erkrankter Kinder gemacht hat. Im Mittelpunkt des öffentlichen Interesses stehen seit einiger Zeit die Berichte von Patienten, die klinisch tot gewesen sind, aber wieder reanimiert werden konnten. *Paul Becker* berichtet von seinen Untersuchungen zu subjektiven Sterbeerlebnissen von Wiederbelebten. *Paul Sporken* berichtet in seinem zweiten Beitrag davon, was er und einige Kollegen an der neuerrichteten Medizinischen Fakultät in Maastricht in der Aus- und Fortbildung von Medizinstudenten, Ärzten, Pflegepersonen und anderen in der Gesundheitssorge tätigen Menschen tun. Als ein Alternativmodell stellen *Uwe Koch* und

Christoph Schmeling dann mögliche Lernziele der Ausbildung für den Umgang mit Sterbenden vor und begründen sie anhand von Literatur. Und in einem abschließenden Artikel überlegen die Herausgeber dieses Buches zukünftige praktische wie theoretische Perspektiven im Bereich der Arbeit mit Sterbenskranken.

Die meisten in diesem Buch zusammengefaßten Artikel wurden in ihrem wesentlichen Inhalt als Vorträge auf einer Tagung zum Thema: „Sterbebeistand bei Kindern und Erwachsenen – Aufgabe und Ohnmacht" an der Medizinischen Hochschule Hannover am 4. und 5. November 1977 gehalten. Ziel dieser Tagung war es, Hilfsmöglichkeiten für die praktische Arbeit mit sterbenskranken Patienten zu erarbeiten. Aus der Vielzahl an Hilfsmöglichkeiten – z. B. Literaturstudium, Fortbildungskurse in Gesprächsführung, im Zuhören, im Üben von Konfliktlösungsmethoden, Psychodrama, regelmäßiger Austausch mit anderen, die Sterbende betreuen, Balintguppen und vor allem Erfahrungserwerb in der direkten emotionalen Konfrontation am Krankenbett – konnten wir auf dieser Tagung nur wenige anbieten und verwirklichen. Das Tun blieb auf Vortragen, Reden, Argumentieren und Auseinandersetzung unter Gesunden beschränkt. So blieb es auch nicht aus, daß während der Tagung wiederholt die Frage gestellt wurde, wie denn das Vorgetragene in die Praxis umzusetzen sei. Das Vorgetragene wurde von Praktikern dargestellt und wir bieten die Referate hier an in der Hoffnung, daß sie in der Praxis von Nutzen sein können. Das Übersetzen der Erfahrungen anderer mit sterbenskranken Patienten in die eigene Betreuungsarbeit bleibt wahrscheinlich immer eine so individuelle Angelegenheit wie das Sterben des betreuten Kranken selbst. Das Übersetzen in die eigene Betreuungsarbeit sterbenskranker Patienten wird wahrscheinlich auch erst möglich, wenn im Rahmen eigener Tätigkeiten am Krankenbett die Ängste, Schwierigkeiten und Mißverständnisse ansatzweise überwunden sind, die einer für den Patienten wie für den Betreuenden befriedigenden Kommunikatic im Wege stehen. Dazu müssen wir lernen, über unser Erleben und unser Empfinden beim Umgang mit Sterbenden zu sprechen, unsere eigenen Gefühle und Reaktionen zu verstehen. Wir müssen lernen, die Äußerungen des Patienten und seine Wünsche wahrzunehmen, auch wenn sie uns nur verschlüsselt oder über Gebärden erreichen. Wir müssen lernen, daß wir mit dem Patienten über sein Sterben und über den Tod reden dürfen als einen Teil seines Lebens, den letzten Teil.

Für die Durchführung der Tagung danken wir Frau *Ulrike-Maja Rohde-Stade* als Geschäftsführerin der Akademie für Sozialmedizin Hannover e. V. Den Referenten bzw. Mitautoren dieses Buches danken wir für Ihre Beiträge. Schließlich gilt unser besonderer Dank dem Ferdinand Enke Verlag, der die Herausgabe dieses Buches ermöglichte.

Würzburg, Hannover
Herbst 1978

Ernst Engelke
Hans-Joachim Schmo
Georg Wolff

Umgang mit Sterbenden in der Geschichte

Fritz Hartmann

Ein Beitrag zur Geschichte des Umgangs mit Sterben und Sterbenden könnte leicht zu dem Mißverständnis führen, es handele sich um das Vergangene, Wiederbelebung nur eines Bildungsgutes. Aber ich spreche über Gegenwart – nur in der Form von Geschichte; denn diese ist nicht nur das unwiederbringlich Geschehene. Sie ist auch das Geschichtete, das an der Basis unserer Existenz Vorhandene und immer Wirksame. Aber ich beschränke mich auf jenen Teil der Geschichte, der unsere Kulturgeschichte, unsere Vorstellungen von Sterben und Tod mitgeformt hat. Sicher ist mir das Thema auch deswegen gestellt worden, weil die Veranstalter davon ausgehen, daß man aus Geschichte für die Gegenwart und die Zukunft etwas lernen kann. Wenn man zuhört, was wir alles für den Umgang mit Sterben und Sterbenden lernen müßten, so fragt man sich, was haben wir alles verlernt, um so viel wieder lernen zu müssen; denn die Grundtatbestände haben sich nicht verändert. Der Mensch ist sterblich und aus den Lebewesen und Geschöpfen durch das Wissen um diese Sterblichkeit herausgehoben; um die Sterblichkeit allgemein und jeder um sein persönliches Sterben. Sterben ist also ein Grundtatbestand der menschlichen Natur. Diese ist nicht zu verwechseln mit dem menschlichen Wesen. Über dieses kann man Aussagen wie Unsterblichkeit oder Geschöpf oder zur Freiheit, zum Guten, zum Schönen bestimmt machen. Der Begriff menschliche Natur hält sich im Rahmen des Beobachtbaren und der Wissenschaft.

Die Fragen, die wir an die Geschichte stellen, sind: Wann und wie tritt die Sterblichkeit in das Bewußtstein der Menschen? Wie bewältigen sie diese Aussichten als Gruppen und als Einzelne? Wie bereiten sie sich auf das Sterben vor? Wie leisten sie die Sterbearbeit, wiederum als Gruppe und als Einzelne? Wir haben es also mit einem Teil der Kulturgeschichte zu tun, die uns die Formen der Welt, Vergangenheits- und Zukunftsbewältigung der Menschen als geschichtsfähigen Personen vermittelt. Ich beschränke mich dabei auf das Sterben; denn über den Tod vermag der Arzt nichts wissenschaftlich Begründetes auszusagen und die Medizin als Lehre auch nicht. Aussagen über den Tod sind Glaubenssätze. Der Arzt und Wissenschaftler kann nur mit dem antiken Philosophen *Epikur* sagen: „Denn solange wir noch da sind, ist der Tod nicht da, stellt sich aber der Tod ein, so sind wir nicht mehr da". Mit anderen Worten: Solange ich lebe, weiß ich nichts über den Tod, bin ich tot, kann ich nichts mehr über ihn wissen, weil ich nicht mehr lebe.

Umgang ist eine soziale Figur der Gegenseitigkeit auf Zeit, ein Wechselverhältnis. Er kann sich nur auf Personen beziehen, die miteinander umgehen. In diesem Falle sind es mindestens 2 Personen, die in den Umgang ihre Vorstellungen von Sterben und Tod einbringen. Die soziale Figur des Umgangs ist geprägt von der Bedeutung des Sterbens im Leben der Miteinanderumgehenden. Diese sind: Der Sterbende selbst – der Anwesende, der Beistand – der Arzt. Der Arzt ist mit einer besonderen Verpflichtung erst spät in diese soziale Gestalt *Umgang mit Sterbenden,* Zuständigkeit für Sterben, eingegangen. Seine heutige Rolle ist nur zu verstehen vor dem geschichtlichen Hintergrund des Sterbebeistandes und der Sterbehilfe als humanitäre Leistung und Haltung aller zur Mitwelt eines Sterbenden gehörenden Menschen. Die Beschreibung der Formen des Umgangs mit Sterbenden und des Beistands läßt sich nicht trennen von den Sterbe- und Beerdigungsriten; denn diese sind eine Hilfe, ein Instrument der Bewältigung der Angst vor dem Sterben für alle, die sie, oft seit Jugend an, mitmachen; sie sind gleichzeitig Einüben in das eigene Sterben. Insofern ist es nicht abwegig davon zu sprechen, daß Menschen Sterben lernen können. Zum Inhalt dieses Einübens und Lernens gehören auch die Vorstellungen über den Tod in Form einer inhaltlichen Ausfüllung dieses Begriffs, nämlich als Weiterleben nach dem Sterben: Tod nicht als Ende des Sterbens sondern als Übergang vom Sterben zu einem anderen Leben. Das Miterleben von Sterben ist eine Erinnerung, nicht an Vergangenheit, sondern an das Kommende, die Vergänglichkeit: Memento mori. Je intensiver das Sterben eine mitmenschliche Gemeinschaft prägt, je mehr es in dieser öffentliche Angelegenheit ist, um so mehr wird der Umgang mit Sterbenden ritualisiert. Das ist für jeden Angehörigen einer solchen Gemeinschaft eine Erleichterung, eine Form von vorbeugender Sterbehilfe.

Viele primitive Kulturen haben eine Vorstellung von einem Leben nach dem Tod. Das Verhalten zu Sterbenden hängt sehr davon ab, ob diese Vorstellung materiell-stofflich oder geistig ist. Dort wo die Erhaltung des stofflichen Baus des Körpers zur Vorstellung von der Möglichkeit eines Weiterlebens oder eines Wiederauferstehens gehört, versucht man den Körper zu erhalten. Beispiel dafür sind jene Kulturen, in denen die Leiche mumifiziert wird und ihr unzerstörbare Grabbeigaben sowie Lebensmittel mitgegeben werden. Nur eine Variation dieser Sitte ist die bis in unsere Gegenwart fortdauernde, den Menschen durch ein Bildnis zu verewigen: Portrait, Totenmaske, Denkmal, Fotographie, Büste. Menschen solcher Kulturen, und die unserige gehört dazu, möchten als Erinnerung weiterwirken, d. h. innerhalb der Gemeinschaften, in denen sich ihre Identität ausgeformt hat und für die diese eine Bedeutung haben, die sie weiter behalten sollen. Das gilt auch für jene Kulturen, in denen der Verstorbene als geistige Macht, als Ahne weiterwirkt. Der Ahne ist die anschauliche Form eines sittlichen Gewissens einer Gemeinschaft.

Der Umgang mit dem Sterbenden ist auf diese Aussicht eingerichtet, so wie der Totenkult auch. Die Riten, die sich bei solchen Völkern beobachten lassen, die den Sterbevorgang abzukürzen scheinen, sind in Wirklichkeit doppeldeutig. Es gibt Stämme, die dem Sterbenden Mund, Nase und Ohren zuhalten oder mit feuchtem Lehm verkleben oder Wasser hineingießen. Das kann ein Ersticken sein, und so wird es häufig gedeutet, mit dem Ziel, den Sterbevorgang abzukürzen. Da es sich meist um animistische Heilkulturen handelt, ist es ebensogut möglich, daß die Angehörigen versuchen, durch Verstopfen der Körperöffnungen das Entfliehen der Seele und damit des Lebens zu verhindern. Wichtig für die primitiven Kulturen ist, daß das Sterben und der Totenkult öffentlich sind. Jedes Mitglied der Gemeinschaft nimmt daran teil und kann sich lebenslang in diesen natürlichen Vorgang dadurch einüben, sodaß auch er kulturell in Riten und Gebräuchen überformt ist. Unsere Beerdigungsriten und Totenkulte sind nur noch Reste dieser Verhaltensweisen und deswegen auch weniger wirksam, dem Einzelnen das Sterben zu erleichtern, wenn er in die Lage kommt, die Rolle des Sterbenden zu übernehmen; denn das Entscheidende der primitiven Kulturen ist die Lebensgemeinschaft, die fließend übergeht in die Sterbegemeinschaft. Das ist die Gemeinschaft des Sterbenden mit den aus dem Alltag ihm Vertrauten. Er erlebt im wörtlichen Sinne deren Mitmenschlichkeit mit. Er lebt und stirbt unter ihnen, während die Reste, die unsere Kultur von dieser sozialen Figur erhalten hat nicht mehr dem Sterbenden dienen; sie beschränken sich auf den Toten. Um die entscheidende Beziehung der Gemeinschaft und Gemeinsamkeit sind sie also verkürzt. Dennoch dienen sie den Überlebenden, Trauergästen und Grabpflegenden als Rudiment eines Einübungsvorganges in das eigene Sterben. Das läßt sich beobachten an älteren Menschen, die nicht nur zu den immer häufiger werdenden Begräbnissen von Altersgenossen gehen, sondern auch zu Begräbnissen von Menschen, die ihnen im Leben fremd waren.

Die von Griechenland ausgehende antike Kultur hat die Sterbekunst zu einem Teil der Lebenskunst gemacht. Beide gehören zusammen. Ihre Zusammengehörigkeit versteht sich aus der Einheit von menschlicher Natur mit der sie umgebenden allgemeinen Natur. Leben ist Einüben in das Sterben. Eine philosophische Lebenshaltung überwindet die Angst vor dem Sterben, unabhängig von den Vorstellungen eines Lebens nach dem Tode, z. B. in Form der unsterblichen Seele oder eines Seelenwanderungsglaubens. Antike Friedhöfe und Grabdenkmäler bezeugen bei Griechen und Römern die Vorstellungen vom Leben in der Unterwelt. Sie bezeugen den Wunsch, im Gedächtnis der Nachkommen als gutes Erinnerungsbild fortzuleben. Friedhof mit steinernem Denkmal und immergrünen Bäumen, sog. Lebensbäumen, Bildnisstelen auf den Gräbern, die Bezeichnung von Grabfeldern als Fried-hof oder Campo santo sind antikes Erbe. Das glückliche Ende, um das der antike Mensch betete und auf das er hoffte, war gleichbedeutend mit dem schnellen Tod. Beispiel dafür ist der bei *Herodot* zu findende Bericht über Kleobis und Biton.

Er ist Teil jenes Gesprächs, das der Athener Philosoph und Gesetzgeber Solon mit Crösus führt, und in dem der bekannte Satz gesprochen wird: „daß es besser ist, nicht geboren zu sein“ und „aber geboren einmal, sich schleunigst von dannen zu machen“ (Theognis). Die Mutter des Kleobis und Biton war eine Hera-Priesterin im Tempel der Hera in Argos. Da sie wegen Gebrechlichkeit nicht zum Fest der Hera gehen konnte, sollte sie mit einem Ochsenkarren dahin gefahren werden. Die Ochsen kamen aber nicht rechtzeitig vom Felde zurück. Da spannten sich die beiden Söhne vor den Wagen und zogen die Mutter zum Tempel. Herodot fährt fort: „Die Mutter nun, entzückt über die Tat und das Lob ihrer Söhne, stund vor dem Bilde der Göttin und betete, sie möchte dem Kleobis und Biton, ihren Söhnen, die ihr so viel Ehre bewiesen hätten, das Beste geben, was ein Mensch haben könnte. Nach diesem Gebet und dem Opfer und nach dem Opfermahl schliefen die Jünglinge ohne mehr aufzustehen in dem Tempel ein und endigten so ihr Leben“. Diese Geschichte versinnbildlicht den Wunsch nach dem schnellen und glücklichen Ende ohne den Durchgang des Sterbens. Diese Geschichte steht neben dem Mythos, daß Schlaf und Tod Brüder sind. Beide sind Kinder der Nacht. Sie werden mit der Fackel dargestellt, der Schlaf mit der erhobenen, der Tod mit der gesenkten Fackel. In diesem Mythos ist eine Erfahrung jedes Menschen aufbewahrt, jenes ängstliche Durchgangsstadium, das jeder Einschlafende durchmacht, das der Angstneurotiker häufig dramatisch erlebt, nämlich die untergründige Sorge, ob das abendliche Einschlafen nicht der letzte Schlaf und der ewige ist. Fragt man nach der Stellung der Ärzte zum Sterbenden und zum Tod, so muß man feststellen, daß es dem Arzt erlaubt war, sich vom Kranken zurückzuziehen, wenn er dessen sicheres Sterben vorausgesagt hatte. Seine Rolle verpflichtete ihn also nicht, beim Sterbenden in aussichtsloser Lage zu verharren. Das ist Angelegenheit der Familie. Trotzdem kommt im Mythos des Asklepios die Hoffnung der Gläubigen zutage, die sie an den Arztgott Asklepios hegen: Du, der du ein glückliches Ende bereitest; du, der du den Menschen im Sterben nicht verläßt. In der Tat geleitet Asklepios, nachdem alle anderen Götter den Menschen verlassen haben, diesen an die Schwelle des Todes. Vor dieser aber ist dem Asklepios eine Grenze errichtet, wie es der Mythos vom Tode des Asklepios bezeugt. Er wurde von Zeus mit dem Blitz vernichtet, als er einen Toten auferweckte; denn damit hatte er seine Kunst mißbraucht, die ihm gezogenen Grenzen überschritten. Bei Pindar heißt es: „Aber: Auch die weise Kunst ist an den Gewinn gekettet, auch jenen (Asklepios) verführte mit prächtigem Lohn, das Gold in den Händen, einen schon gepackten Menschen vom Tod zurückzubringen“. Der Übergang vom Leben und Tod wird in einer Folge von Bildern als ein Ganzes, ein Kontinuum, ein Stück von Trauer begleiteten Lebens vorgestellt, z. B. das Bild von der Asphodelos-Wiese, die das Übergangsfeld zwischen Leben und Tod darstellt, das Zurücklassen der Lebensgefährten, das Winken, das Alleinsein, die Stille, die letzten Blumen und dann der Totenfluß. Auf diesen Übergang, den Verkehr zwischen Totenwelt und Welt der Lebenden weisen auch die Besuche von Sterblichen wie Achill in der Unterwelt hin oder auch der Mythos von Orpheus und Eurydike. All diese Bilder und Mythen sind zugleich ein Einüben des Lebenden in das Sterben von Jugend an, das Lernen von Leben, Lebensordnung, Sterbe- und Naturordnung. Als solche sind sie zugleich Sterbehilfe.

Das christliche Mittelalter schließt sich diesem Gedanken an. Sterben ist ein Übergang zu einer besseren Welt, in der die Auferstehung verheißen wird und das ewige Leben. Der gläubige Christ lebt immer schon auch in jener Welt, auf die er hofft und die seine Zukunft ist. Sofern er Mensch ist, hat er Angst, nicht vor dem Tode, sondern vor dem Sterben, vor den Todesängsten, vor der Sterbearbeit. Dieser Übergang und Durchgang wird in zahlreiche Bilder und Vergleiche gefaßt. Zeugnisse dafür sind die Sterbelieder unserer Gesangbücher, vor allem die des 17. und 18. Jahrhunderts. Man muß sich vergegenwärtigen, daß diese ja von Jugend an in der Gemeinde gesungen und für den Sterbenden schon im Leben Wegweiser zur Seeligkeit wurden. Sie enthalten Trost und Zuversicht, aber sie verheimlichen nicht die Angst vor dem Abschiednehmen, die im Gefühl und Verhalten der Trauer sich ausdrückt. Trauer ist ein gelerntes und geordnetes Verhalten, in dem Trennung von Objekten verarbeitet wird, zu denen eine starke wechselseitige Gefühlsbeziehung bestand.

Zwei Formen der darstellenden Kunst, die das Mittelalter hervorgebracht hat, veranschaulichen uns die christliche Vorbereitung auf den Tod. Die eine Form ist der Totentanz des ausgehenden Mittelalters mit der Botschaft, daß im Tode alle gleich sind. Das bezieht auch und vor allem den Arzt mit ein. Die Darstellung der Begegnung von Arzt und Tod im Berner Totentanz hatte einen Doppelsinn (Abb. 1). Der Tod zerschlägt dem Arzt das Uringlas und will damit sagen: deine Macht über den Kranken endet, wenn ich auf den Plan trete. Die Darstellung erinnert aber auch den Arzt daran, daß er ebenso sterblich ist wie seine Kranken. Mit dem zerschlagenen Uringlas zerspringt auch sein Dasein als Arzt und Mensch. Ja, in manchen Darstellungen von Totentänzen und den zugehörigen Versen ist eine deutliche Schadenfreude über dieses Schicksal, das letztlich auch den Arzt ereilt, zu erkennen.

Aber die Gedichte und Bilder von Totentänzen haben auch eine Aufgabe der Vorbereitung, der vorgreifenden Trauerarbeit und des Trostes. Im Tod erreichen die Menschen, was ihnen als Erfüllung im Leben meist versagt blieb. Alle werden gleich behandelt, Bischof und Bettler, Fürst und Bauer, Kaufmann und Soldat, Arzt und Kind. Auch Fröhlichkeit wird ausgedrückt im Tanz. Die Darstellungen sind beschwingt, fast ausgelassen, nicht ein trübseliger Trauerzug. Die bewegten Skelette zeigen eher Aufer-

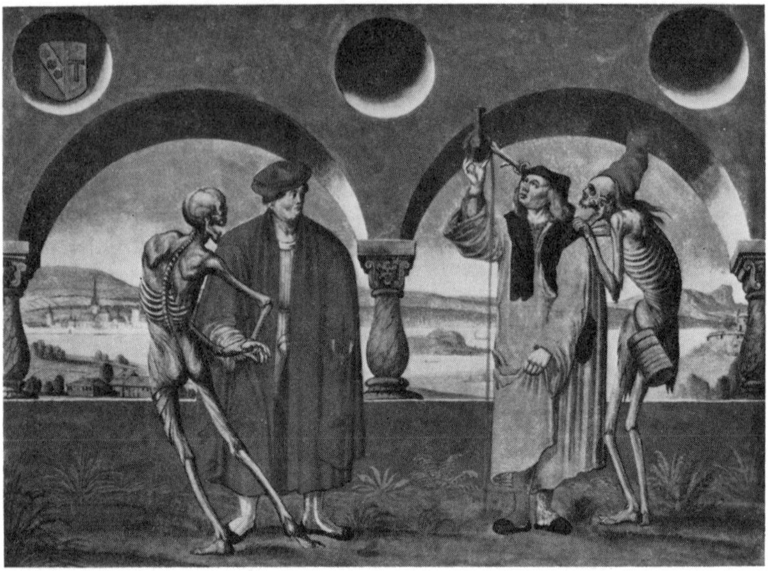

Abb. 1

stehungsfreude, Befreitheit von Fleisch und den irdischen Gütern, ja sie haben etwas Neckisches und oft Schamloses, so, als ob der Tanz des Toten alle im Leben unterdrückten Wünsche bloßlegte und sich jenseits aller selbstbeherrschten Rollenverpflichtung des Lebenden zu Ungezwungenheit und eigentlichem befreiten Leben entfaltete. Der Tanz ist Symbol für Leben, Freude, Gelöstheit, Gemeinschaft und Gleichheit. Keiner stirbt allein und ist alleine tot. Wir kennen nicht die zugehörige Musik. Wo sie als Instrument ins Bild tritt, bedeutet sie offensichtlich Hilfe über die Schwelle, aber auch Werbung, Lockung und Verheißung. Keine traurigen Melodien, keine Klagelieder werden gespielt, so sehr auch Trauer des Abschieds über dem Ganzen liegt; eigentlich mehr Wehmut der auf die Schulter geneigten Köpfe, mehr Bedauern als Traurigkeit. Mit dem Instrument will der Tod das Sterben leicht machen. Ein Nachklang dieser Musik ist der langsame Dreivierteltakt, in dem *Johannes Brahms* das „Denn alles ist Fleisch, es ist wie Gras . . .!" des 90. Psalms in seinem „Deutschen Requiem" gesetzt hat.

Die zweite Form der künstlerischen Darstellung des Sterbens im Mittelalter ist die der *Ars moriendi,* die Kunst, christlich zu sterben (Abb. 2). In diesen Darstellungen ist das Bett des Sterbenden umstanden von den Angehörigen, die zum Teil helfen und lindern, zusprechen und trösten oder beten. Es erscheinen erschreckende Fratzen, die aufgewogen werden durch gütig einladende Heilige. Priester sind anwesend, aber nicht der Arzt. Seine

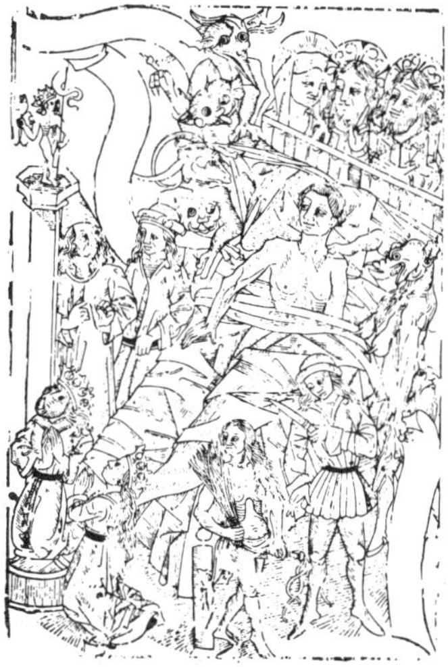

Abb. 2

Rolle endete bereits vorher. Sterben ist Abschiednehmen aus der Gemeinschaft der nächsten Mitmenschen und eine Hinwendung zur Gemeinschaft der Seligen. Der Sterbende ist nicht alleine. Er ist aufgehoben in der Gemeinschaft der Trauernden. Die Trauerarbeit wird als eine auf eine Gruppe aufgeteilte, verteilte Leistung verstanden. Das nimmt dem Sterbenden einen Teil seiner Arbeit ab. Die Trauer wird nicht verleugnet, aber indem sie die Angst zurückdrängt, gibt sie den Weg frei für Trost und den Blick auf das ewige Leben. Das 18. Jahrhundert, das Zeitalter der Aufklärung, bereitet die Problemlage der Gegenwart vor. Das Nachlassen der christlichen Glaubensverfassung von Sterben und Tod gibt Raum frei für eine verstandesmäßigere Aufarbeitung, eine Hinwendung zur Natürlichkeit des Sterbens. Gleichzeitig wird damit das Problem auch für Wissenschaft zugänglich. Es entwickelt sich eine Zuständigkeit des Arztes für das Sterben und für die Feststellung des Todes, die es bis dahin nicht gab; denn auch im christlichen Krankenhaus hatte ja nicht der Arzt eine führende Rolle, sondern der Pflegeorden. Ging es ans Sterben, so trat der Arzt ab und der Priester in sein Recht. Mit dem Humanismus wird der antike Gedanke der Sterbekunst als Teil und Beweis von Lebenskunst wieder lebendig. Das Würdigsterbenkönnen wird dadurch vorbereitet, daß der Lebende sich rechtzeitig mit dem Gedanken an den Tod beschäftigt. Ein schönes Zeugnis dafür ist eine Briefstelle von Mozart: „Da der Tod genau zu nehmen der wahre Endzweck unseres Lebens ist, so habe ich mich seit ein paar Jahren mit diesem wahren besten Freund des Menschen so bekannt gemacht, daß sein Bild nicht allein nichts Schreckendes mehr für mich hat, sondern recht viel Beruhigendes und Tröstendes“.

Ein wichtiger Anlaß, sich mit dem Tode zu beschäftigen, war im Zeitalter des Barock die Angst vor dem Scheintod. Zahlreiche Berichte weisen darauf hin, daß Angehörige beim Sterben wohl etwas nachhalfen durch Wegziehen oder Aufdrücken von Kissen und daß in der Eile des Beerdigens mancher Scheintote unter die Erde kam. Ein so lebenslustiges und -durstiges Zeitalter wie das des Barock verdrängte Sterben und Tod einerseits, andererseits brachte es eine bisher nicht gekannte Darstellung des Zerfalls des irdischen Hauses des Menschen hervor. Lebenslust hat ihr Gegenbild in Todeslust. Kein Zeitalter hat den Tod so scheußlich dargestellt und beschrieben, aber auch keines hat eine so starke Todessehnsucht, Todeserotik, ja Todesromantik hervorgebracht. Auf der einen Seite verdrängen Menschen den Gedanken an den Tod durch berauschendes Leben, auf der anderen Seite denken sie sich rechtzeitig in den Tod hinein, so daß die Kunst zu sterben schon darin besteht, daß man vor dem Tod „seiner selbst abgestorben" ist. So heißt es bei *Bossuet:* „Es ist eines Christen unwürdig, dem Tod nur in dem Augenblick ins Antlitz zu schauen, wo er uns hinwegraffen will". Und *Jacob Böhme* mahnt: „Wer nicht stirbet eh er stirbet, der verdirbet, wann er stirbet". Selbst in dieser hochgradigen Spannung der Gegensätze bilden Tod und Leben eine Einheit, gehen ineinander über, bereiten auf das Sterben vor und erleichtern es.

Im Zeitalter der Aufklärung vereinigt sich barocke Lebenslust und Angst vor dem Scheintod mit dem allmählich sich organisierenden Kampf gegen den unnötigen und unnatürlichen Tod. Die Medizin macht sich auf, eine Kunst, das menschliche Leben zu verlängern, eine „Makrobiotik" zu entwickeln, als Antwort des wissenschaftlichen Fortschritts auf alte Sehnsüchte der Menschen. Dem Buch, dem *Christoph Wilhelm Hufeland* um die Wende zum 19. Jahrhundert diesen Namen gab, ging ein anderes voraus, eine Sammlung aller bekannt gewordenen Fälle von Scheintod. *Hufeland* und andere Ärzte, die in der zweiten Hälfte des 18. Jahrhunderts das Gesundheitswesen öffentlich nach vernünftigen Gesichtspunkten zu ordnen versuchten, so *Johann Peter Frank* in seiner „Medizinischen Polizey", setzten die Leichenschau durch und die 3-tägige Spanne zwischen Tod und Beerdigung. Die Leichenschau, die nicht nur von Ärzten, sondern auch von Leichenbeschauern durchgeführt wurde, setzte Regeln der Todeszeichen für die Bestimmung des Todeszeitpunktes voraus. Für die Aufbewahrung der Leiche bis zur Beerdigung machte *Hufeland* Vorschläge für Totenhäuser auf den Friedhöfen. Die Leiche durfte nicht mehr im Hause behalten werden. Für die Leichenhalle werden Temperaturvorschriften ausgearbeitet. Es wird auch eine Bewachung vorgeschlagen, die dafür sorgt, daß die Leiche für den Fall des Scheintodes ständig beobachtet wird. Ängstliche Menschen hatten bis dahin schon gefordert, daß man ihnen eine Glocke auf den Grabhügel setze, die mit einer in den Sarg führenden Schnur verbunden sein sollte, für den Fall, daß der Scheintote in seinem

Sarg erwachte. Es mag sein, daß die reiche Ernte, die der Tod im 30jährigen Krieg gehalten hatte, solchen Widerstand gegen die einfache Hinnahme des Sterbens vorbereitete. Jedenfalls sind folgende Ereignisse für die teils private, teils staatliche Organisation gegen den unnatürlichen und vorzeitigen Tod kennzeichnend: 1769 wird in Hamburg die erste Lebensrettungsmedaille für Ertrunkene gestiftet. Im gleichen Jahr erläßt Maria Theresia einen Erlaß, Sterbende erst dann aufzugeben, wenn sie mit Tabakklistieren oder Tabakrauch nicht mehr erweckbar sind. 1774 wird in London eine Gesellschaft für Lebensrettung gegründet, 1777 in Amsterdam eine ähnliche. 1770 war das erste Lehrbuch über die Methoden der Lebensrettung von *P.G. Henzlers* erschienen, 1773 ein umfangreiches Werk der gleichen Art von *A. Johnson.* Wissenschaftlich wurden diese Entwicklungen vorbereitet durch den Vitalismus und die Lehre *Albrecht von Haller*s über die besonderen, in der unbelebten Natur nicht aufzufindenden Eigenschaften des Lebens, Reizbarkeit und Erregbarkeit. Damit wurden mechanistische Theorien des Lebens überwunden. Als 1770 der Sauerstoff entdeckt wurde, wurde er sogleich für die Sauerstoffbeatmung vorgeschlagen. Schon 1714 wurde ein Blasebalg angegeben, um Tote wieder zu beleben, ebenso die Tracheotomie und die Mund-zu-Mund-Beatmung. Als *Albrecht von Haller* die tierische Elektrizität aufgefunden hatte, empfahl er auch sogleich das Elektrisieren als Methode, Scheintote aufzuwecken. *K. K. Krewe* hat später die Nichtmehrerweckbarkeit durch Elektrisieren als ein zuverlässiges Todeszeichen angegeben. 1800 erschien das erste Lehrbuch einer Physiologie des Sterbens von *Franz Xaver Bichat.*

Die ersten Schauplätze des Kampfes der Ärzte gegen den unnötigen und vorzeitigen Tod waren die in den Kriegen Verwundeten und die Unterernährten. Im 19. Jahrhundert setzte er sich mit den Mitteln der Ernährungsforschung, der Nährwerte und der Vitamine fort. Hinzu kam der Kampf gegen die Mütter- und Kindersterblichkeit und schließlich gegen die Infektionskrankheiten. In unserem Jahrhundert kam hinzu der Kampf gegen den Tod am Arbeitsplatz und auf der Straße, gegen Hunger und Seuchen in der ganzen Welt, gegen Kriege und gegen gesundheitsschädliche Gewohnheiten. Der eigentliche Grund für die Aktualisierung der Problematik des menschlichen Sterbens liegt aber in jüngsten Ereignissen. Das, was man zu Unrecht Thanatologie nennt – worunter eine wissenschaftliche Lehre vom Tode, über den kein Mensch etwas aussagen kann, außer Glaubenssätzen, zu verstehen wäre – gibt es erst seit etwa 15 Jahren. Ein Grund dafür scheint mir folgender zu sein: Die Generation, die den opferreichen 2. Weltkrieg mit seinen unzähligen Toten unter Soldaten und Zivilbevölkerung erlebt hat, hat ihn verdrängt, um den Wiederaufbau zu bewerkstelligen. Diese Generation tritt jetzt in das eigene Sterbealter ein und wird sich einer lückenhaften Vorbereitung auf diese Tatsache bewußt. Das führt zu einer gewissen ängstlichen Hektik, die sich, dem in den letzten 30 Jahren sich

Angewöhnten entsprechend, vorwiegend organisatorischer und technischer Mittel, dem Sterben beizukommen, bedient. Zwei weitere Gründe liegen in neueren Entwicklungen im Krankenhaus. Sie betreffen also vor allem Ärzte, Schwestern, Seelsorger, Sozialarbeiter, aber auch die im Krankenhaus Sterbenden und die Angehörigen, die Verwandte im Krankenhaus sterben sehen. Schon vor 10 Jahren starben in Schweden und Amerika etwa 75 % aller Menschen im Krankenhaus. In Deutschland ist inzwischen die 50 %-Grenze überschritten worden. Auf diese Aufgabe waren die Krankenhäuser und die in ihnen Tätigen nicht vorbereitet. Sie mußten diese neuen Erfahrungen aufarbeiten. Sie haben darüber gesprochen und geschrieben. Journalisten und Schriftsteller haben sich des Themas angenommen. Aber es wurden auch systematische Untersuchungen angestellt. Besonders dramatisch entfalteten sich diese Erfahrungen mit starker Erlebniskomponente auf den Intensivpflegestationen. Diese wurden mit großem Optimismus eingerichtet und betrieben. Dann kamen nach wenigen Jahren die Enttäuschungen, sowohl bei den Herzinfarkten wie bei der Hämodialyse. Gefühle von Vergeblichkeit bemächtigten sich der Ärzte und Schwestern. Es wurde erkannt, daß hier die eigene Sterbensproblematik angerührt wurde. Vor allem ging es und geht es um das Wie des Sterbens, das Wie des Überlebens und das Wie des Sterbenlassens in einem von Apparaten umstellten und verstellten Mikrokosmos. Die Öffentlichkeit hat daran lebhaft teilgenommen. Jedoch zeigen sich Lücken im Vorbereitetsein auf das Sterben. Zwar sagt man zu Recht, daß jene Vorbereitung immer geringer wird, die dann gegeben ist, wenn die Gesunden – auch schon die Kinder – Sterben in der Familie miterleben. Solche Erlebnisse sind ihnen heute weitgehend entrückt und die Menschen entlasten sich auch davon. Wenn man genauer hinsieht, entdeckt man viele Formen von Fluchtbewegungen. Erleben die Menschen aber den Tod, so ist es oft ein Tod, der unnötig und plötzlich, also unvorbereitet und unverständlich ist. Das beste Beispiel, was auch Kinder wohl am häufigsten miterleben, ist der Unfalltod. Im Sinne der Verhaltensforschung könnte man es als Appetenzverhalten, als Triebbetätigung, sich von Zeit zu Zeit in das Sterben einzuüben und es zu lernen verstehen, wenn Menschen fast süchtig dem Sterben im Film und Fernsehen zusehen oder darüber lesen und sprechen müssen. Insofern ähnelt unsere Zeit dem Barock; die Diesseitigkeit steht in einer starken Spannung zwischen Todesverleugnung, Verdrängung vom Todestrieb und Sterbenlernen einerseits, sowie Zeigen, Lesen und Reden über Sterben bis zur Todespornographie

Der Arzt ist erst seit etwa 250 Jahren allmählich in die Rolle eines Sachkundigen für das Sterben hineingewachsen und hineingezogen worden. Er ist aus der *Ars moriendi* nicht mehr hinwegzudenken. Aber er hat auch seine Grenzen erkennen müssen. Ein unvollendetes Werk des Malers *Emil Nolde* zeigt eine moderne Darstellung der *Ars moriendi* (Abb. 3). Es ist der Arzt, der dem alten kranken Mann der Nächste ist. Er schirmt ihn gegen den Teufel als Symbol des Schreckens und der Angst ab. Vor dem Tod aber tritt er mit Trauer zurück, ohne die Geste des Beistandes aufzugeben. Er scheint zwischen Kranken und Tod zu vermitteln, den Sterbenden zu übergeben.

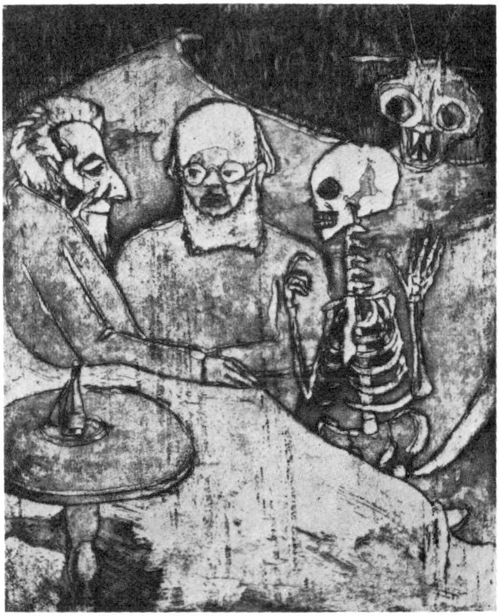

Abb. 3

Diesen geschichtlichen Überlick möchte ich schließen mit einem der Gegenwart entnommenen Gedicht von *Robert Paschke:*

„Als der Würgegriff
des Todes
Dich schon
erfaßt hatte,
sagtest Du,
Ach laß mich halt
daheim sterben
Ich aber war zu feige dazu
und so starbst Du mir zuliebe
im Krankenhaus nach
wenigen Stunden
und Du hauchtest
Deine Seele aus still und wortlos
im Trubel der helfenwollenden Ärzte.
Und ich habe versäumt
die letzten Stunden
mit Dir
Gefährtin meines
Lebens allein zu sein,
ganz allein,
Geliebte."

Im Rhythmus und Aussage dieses Gedichtes schlägt auch unser aller Gewissen. Niemand von uns, ob Arzt, Pfleger, Psychologe, Sozialarbeiter kann, bei allem Bemühen, jene Trauernden und tröstenden Vertrauten der Lebenswelt des Sterbenden ersetzen. Ersetzen kann sie auch der Seelsorger nicht. Er kann nur die Gemeinde vertreten und auf das hinweisen, was das christliche Glaubensbekenntnis die Gemeinschaft der Heiligen nennt. Wenn wir heute die Sterbensnöte in so großer Vielfalt beobachten und erleben, so zeigt sich hier, welche Hilfen und Sicherungen eine sog. offene und pluralistische Gesellschaft ihren Mitgliedern versagen muß, die ihnen jene oft verächtlich gemachten Gruppen gewähren, in denen die Menschen sich in ihren Riten gegenseitig erkennen, anerkennen, stützen und auch auf das Sterben vorbereiten.

Situation und Umfeld für Sterbebeistand heute

Ernst Engelke

Ehe die vielfältigen Aspekte des heutigen Sterbebeistandes behandelt und konkrete Handlungsimpulse gegeben werden, soll in diesem Beitrag wenigstens umrißhaft die Situation und das Umfeld für jemanden, der einen Sterbenden begleitet, skizziert werden. Die Einschätzung des Todes in der Gesellschaft der Gegenwart, die wissenschaftliche Auseinandersetzung mit dem Sterbevorgang, die Ergebnisse der thanatologischen Forschung und das Krankenhaus als Ort, an dem die meisten Menschen heute sterben, kennzeichnen den weiteren und engeren Kontext innerhalb dessen sich die Begegnung mit dem Sterbenskranken ereignet.

1. Die Einschätzung des Todes in der gegenwärtigen Gesellschaft

Zum Thema „Sterben und Tod" hat *R. Fulton* (1977a) für die Zeit von 1845–1975 insgesamt 3800 anglo-amerikanische Publikationen zusammengetragen. Allein 3400 Titel (90 %) davon sind in der Zeitspanne von 1964 –1975, also innerhalb von 12 Jahren erschienen; die restlichen 400 Titel (10 %) von 1845–1964, also innerhalb von 112 Jahren (Publikationen außerhalb des anglo-amerikanischen Raumes sind nur dann berücksichtigt worden, wenn sie ins Englische übersetzt waren.). Die Sprache dieser Daten ist eindeutig: das literarische Interesse an „Sterben und Tod" ist in den letzten Jahren gewaltig gestiegen. Diese Feststellung muß auch für den deutschen Sprachraum getroffen werden, auch wenn die Anzahl der Publikationen bei weitem nicht so groß ist wie im anglo-amerikanischen Sprachraum (*Wittkowski* 1977, 1–9).

Was aber bedeutet dieses angewachsene Interesse der Öffentlichkeit und auch der Wissenschaften am Thema Sterben und Tod? Wie ist diese neue Bewegung einzuschätzen? Ist das große Interesse Kennzeichen dafür, daß Sterben und Tod heute nicht oder nicht mehr tabuisiert werden? Ist die literarische Auseinandersetzung mit dem Sterben ein Indiz dafür, daß sich der einzelne persönlich mit seinem Sterben auseinandersetzt? Ist also unsere Gesellschaft und damit auch der einzelne offen für eine Konfrontation mit dem eigenen Sterben und dem Sterben anderer (*Fuchs* 1969)? Oder zeigt sich hier nur eine neue Form der Abwehr und des Verdrängens? Tabuisiert also unsere Gesellschaft und damit auch wiederum der einzelne weiterhin Tod und Sterben wie es *Toynbee* (1968), *v. Ferber* (1970), *Dirschauer* (1973), *Bitter* (1974), *E. Becker* (1974), *Eibach* (1975),

Fulton (1977) und viele andere Autoren vermuten? Trotz verschiedener Untersuchungen zur Einstellung zu Sterben und Tod (*Hahn* 1968; *Erlemeier* 1972; *Munnichs* 1972; *Wittkowski* und *Baumgartner* 1977; *Wittkowski* 1977) können diese Fragen nicht eindeutig beantwortet werden; sie werden aber bei jedem einzelnen Sterbenden durch das konkrete Verhalten der Umwelt beantwortet.

Auf eine zweite Bewegung muß in diesem Zusammenhang noch aufmerksam gemacht werden, eine Bewegung, die ebenfalls in den letzten Jahren immer stärker wird. Solange Menschen leben, versuchen sie, den Tod zu besiegen. Leistete dies früher der Glaube an ein Leben nach dem Tod, so ist es heute der Versuch, das Leben zu verlängern. Vor allem die Transplantationen lebenswichtiger Organe wie Herz, Leber und Niere nähren solche Hoffnungen. Doch die Hoffnungen der Fachleute sind weitaus kleiner als die der Laien. Die Verwendung von chemotherapeutischen Mitteln, um das Altern zu bremsen, ist eine zweite Hoffnungsquelle. Durch die Kontrolle des Alterns, so meinen manche Forscher, könnte man dahin gelangen, daß die Menschen nur noch einen ‚natürlichen Tod' sterben müssen. Die Altersplagen würden ihnen erspart bleiben. Der Fortschritt der modernen Kältetechnik ist die dritte Quelle. Durch die Methode des Einfrierens und Auftauens soll der Körper eines Schwerkranken solange eingefroren werden, bis neue und erfolgversprechende Heilungswege für das jeweilige Leiden gefunden sind (*Beisheim* 1974, 302).

2. Schwerpunkte der neuesten thanatologischen Forschung

Die öffentliche Diskussion um Tod und Sterben ist niemals nur von Medizinern bestritten worden, sondern von Vertretern aller Fachrichtungen. In gleichem Maße haben sich auch ‚Laien' beteiligt. Daher ist es nur selbstverständlich, daß die thanatologische Forschung ebenfalls von Anfang an interdisziplinär durchgeführt worden ist. Im Grunde sollte niemand bei seiner Sorge für Sterbende von den Ergebnissen dieser Forschung absehen. Die Schwerpunkte der neuesten thanatologischen Forschung sollen hier kurz dargestellt werden.

2.1. Sozialempirische und interdisziplinäre Forschung

H. Feifel erlebte in seinem Bekanntenkreis, als alle sich bemühten, einen Sterbenskranken „vor der Wahrheit zu schützen", daß der Sterbenskranke selbst dankbar für ein offenes Gespräch war. Von dieser Erfahrung ausgehend, gab *Feifel* 1959 die interdisziplinäre Studie „The Meaning of Death" heraus. Dieses Buch wird von vielen als Anfang der neuen thanatologischen

Bewegung angesehen (*Kastenbaum* und *Costa* 1977, 227). In der Folgezeit wurden dann zahlreiche Essays, Erlebnisberichte, Tagebücher und Fallberichte veröffentlicht. Der eindrucksvollste deutsche Bericht ist wohl „Sterben im Krankenhaus. Aufzeichnungen über einen Tod." (*Kautzky* 1976).

Das zweite wichtige Ereignis in der thanatologischen Bewegung ist das Erscheinen des Buches von *E. Kübler-Ross* „On Death and Dying" (1969), deutsch: „Interviews mit Sterbenden" (1969). *Kübler-Ross* hat zum ersten Mal eine größere Zahl (200) Sterbenskranke interviewt, die Interviews ausgewertet und die Erkenntnisse in einem Fünf-Phasen-Modell systematisiert. Nicht zuletzt hat sie ihre Erkenntnisse zugleich in ‚Sterbeseminaren' an Studenten weitergegeben. Die Kritik am methodischen Vorgehen von *Kübler-Ross* schmälert keinesfalls das Verdienst dieser Pionierarbeit, sondern hat vielmehr zu neuen Untersuchungen und Untersuchungsmethoden angeregt. Methodisch sauberer bei genauso eindeutigen Ergebnissen ist die umfangreiche Feldstudie der amerikanischen Soziologen *B. G. Glaser* und *A. L. Strauss* „Awareness of Dying" (1965), deutsch: „Interaktion mit Sterbenden" (1974).

Die Anzahl deutscher sozialempirischer Studien zu Sterben und Tod ist gering. Bekannt geworden ist die Untersuchung von *L. Witzel* über „Das Verhalten von sterbenden Patienten" (1971). *E. E. Lau* hat die Studie von *Glaser/Strauss* (1965) durch teilnehmende Beobachtungen in verschiedenen Krankenhäusern für deutsche Verhältnisse adaptiert: „Tod im Krankenhaus. Soziologische Aspekte des Sterbens in Institutionen" (1975). 1977 ist der Arbeitsbericht von *F. Rest:* „Praktische Orthothanasie (Sterbebeistand) im Arbeitsfeld sozialer Praxis. Entwicklung von Verhaltensmerkmalen für den Umgang mit Sterbenden auf der Grundlage partizipierender Feldforschung in Einrichtungen der Altenhilfe" vorgelegt worden. In Hannover beginnt eine Studie über sterbende Kinder. Weitere Studien laufen z. Zt. in Hamburg, Ulm und Marburg an den Universitätskliniken.

Bereits das Buch von *Feifel* (1959) ist ein Sammelband von Autoren verschiedener Disziplinen. Heute ist es selbstverständlich, daß Vertreter aller Fachrichtungen eng zusammenarbeiten. Symposien zum Thema Tod sind heute nicht anders als interdisziplinär möglich. So war das erste deutsche Symposion für Thanatologie und Thanatagogik 1977 in Schwerte international und interdisziplinär besetzt. Bei den Forschungsprojekten in Ulm, Hamburg und Hannover arbeiten Mediziner, Psychologen, Theologen und Sozialwissenschaftler zusammen. (Vgl. hierzu auch *Eser* 1976, *Kastenbaum* und *Aisenberg* 1972, *Kastenbaum* 1977.)

2.2. *Die anfänglich hilfreichen Phasenmodelle werden mehr und mehr revidiert*

Glaser/Strauss (1974, 108–193) weisen schon auf bestimmte, bei allen Sterbenden wiederkehrende Verhaltensweisen hin, wenn sie direkt über ihre Bedrohung aufgeklärt werden: Zunächst Depression, dann Akzeptieren oder Verdrängen der Todesgewißheit. „Akzeptiert er die Tatsachen, kann das zu aktiven oder passiven Todesvorbereitungen, aber auch zu einem Kampf gegen die Krankheit führen. Bei jedem Patienten kann die Reaktion jederzeit anders sein. Wie und in welcher Richtung er sich orientieren wird, hängt in erster Linie davon ab, wie ihm die Eröffnung gemacht wurde, wie er selbst dazu steht und welche Hilfe ihm der Staff gewährt." (110)

In der folgenden Zeit sind dann weitere Modelle des Sterbens mit unterschiedlich ausdifferenzierten Phasenverläufen vorgestellt worden (*Kübler-Ross* 1969; *Nighswonger* 1971; *Sporken* 1977 u. a.). Alle Modelle stimmen darin überein, daß am Ende die Phase der Zustimmung steht. Die Aufgabe einer Sterbebegleitung besteht darin, den Sterbenden zur Zustimmung zu seinem Sterben zu führen (*Kübler-Ross* 1972, 104).

Diese Modelle – zumal das von *Kübler-Ross* – sind in der letzten Zeit stark kritisiert worden (*Hinton* 1976, 478 f.; *Kastenbaum* und *Costa* 1977, 241 f.). Die wichtigsten Einwände sind: Die Phasen des Sterbens sind eine sehr enge und subjektive Erklärung, in der Beobachtung und Intuition in ungerechtfertigter Weise generalisiert sind. Nicht jeder Sterbende muß notwendig alle Phasen durchlaufen und zur Zustimmung gelangen. Die Persönlichkeit des Sterbenden, seine eigene Art mit Konflikten umzugehen, seine Lebensphilosophie und sein Lebensstil, seine frühere und gegenwärtige Umwelt sind nicht berücksichtigt. Das Modell könne die Begleiter eher an einer guten Begleitung des Sterbenden zu seinem eigenen Tod hindern, da ihnen geradezu Lernziele im Sterben vorgegeben sind, die sie mit dem Sterbenden erreichen müssen.

Die drei genannten Autoren wenden sich daher vom ‚Modell-Sterben' ab, um für das einmalige Sterben des einzelnen offen zu sein. Um dennoch Orientierungspunkte zu haben, nennt *J. Hinton* sechs Faktoren, die das Verhalten Sterbender beeinflussen:

1. Der immer unerträglicher werdende Gesundheitszustand;
2. der Grad der Bewußtheit des Sterbenden über seine Situation;
3. eine emotionale Antwort auf diese Situation, wie Kummer oder Bejahung
4. die Beziehung zwischen dem Sterbenden und den Menschen seiner Umgebu
5. die gegenwärtige Umgebung – z. B. Wohnung oder Krankenhaus;
6. die verhältnismäßig stabilen Charakteristika eines Menschen, z. B. die Art und Weise, mit Krisen umzugehen (1976, 476).

2.3. *Die Fixierung des Todeszeitpunktes macht weiterhin Schwierigkeiten*

„Für den Arzt war die Erkennung des eingetretenen Todes bisher unproblematisch: als Ende des Lebens wurde der letzte Herzschlag angesehen. Der Tod galt als eingetreten, wenn das Herz aufgehört hatte zu schlagen." (*Käufer* 1974, 245). Durch die cardialen Reanimationsmöglichkeiten der modernen Medizin hat „der Herzstillstand seine Endgültigkeit und damit sein Kriterium zur Beurteilung des Todeseintrittes eingebüßt." (247). Aus dieser Erkenntnis ergab sich die Diskussion um eine Neudefinition des Todes: „Was ist der Tod?" (*Schlemmer* 1969). Im Mittelpunkt der Diskussion steht eine Defintion des Gehirntodes (irreversibles Koma) und Kriterien für seine Bestimmung, wie sie von einem interdisziplinären Ad-hoc-Ausschuß der Harvard Medical School 1968 vorgelegt wurden (*Devins* und *Diamond* 1977).

„Vertreter der Sozialwissenschaften und der Verhaltensforschung schlagen jedoch einen anderen Weg vor: Als tot soll gelten, bei wem alle menschlichen Eigenarten ohne Hoffnung auf Wiederherstellung ausgefallen sind. Kriterien wären dann: Nichterkennen von Personen, Unfähigkeit zu sprechen, sich zu bewegen, zu essen, sich sauberzuhalten. Fehlen jeder Besserungsmöglichkeit. Diese Funktionen wären durch ständige enzephalographische Kontrolle der Neocortex des Gehirns zu überprüfen." (*Beisheim* 1974, 301).

Welche Definition soll nun gelten? Wie kann man möglichst objektive Maßstäbe erhalten, um dem Interesse der unmittelbar Betroffenen zu entsprechen? – Als Lösungsweg wird von *Beisheim* genannt, daß Kommissionen regelmäßig über diese Fragen arbeiten, und die Öffentlichkeit über die Ergebnisse der Beratungen informiert werden soll (1974, 302).

2.4. *Die Aufklärungsarbeit für Sterbende und Angehörige nimmt zu*

„Statt Gesellschaften zur Einfrierung von Toten sollten wir lieber Gesellschaften zur Erörterung der Fragen von Tod und Sterben gründen, den Dialog über diesen Themenkreis ermutigen und den Menschen helfen, mit weniger Ängsten zu leben bis sie sterben " (*Kübler-Ross* 1972, 222). Über „die Unfähigkeit zu sterben" (*Piper* 1972) wurde geklagt. Die Appelle zielten darauf hin, sich mit dem eigenen Sterben auseinanderzusetzen, den Sterbenden beizustehen und Haltungen abzubauen, die den Tod des Menschen tabuisieren (z. B. *P. Becker* 1973, 10).

Parallel zu den Appellen wurde aber in zunehmendem Maße begonnen, über die Situation von Kranken und Sterbenden zu informieren, so das Buch von *J. H. van den Berg* „Der Kranke. Ein Kapitel medizinischer Psychologie für jedermann" (1974) oder die Bücher von *P. Sporken:* „Menschlich sterben" (1972) und „Umgang mit Sterbenden" (1973).

Auf „Fragen nach Sterben und Tod" antwortet *Kübler-Ross* in ihrem Buch:

„Was können wir noch tun?" (1974). „Wie können wir Sterbenden beistehen" ist der Titel eines Sammelbandes von *M. K. Bowers* u. a. (1971), der bereits 1973 in 3. Auflage erschien. In Gesprächsform weist *H.-Ch. Piper* seinen Leser in „Kranksein – Erleben und Lernen" (1974 a) ein. *M. Riedel, H. J. Schmoll* und *E. Engelke* versuchten 1975 mit der Fernsehsendung „Hoffnung wider alle Hoffnung. Vom Umgang mit Todkranken" den Zuschauern eine Handlungsanweisung zu geben. Immer wieder erscheinen Bücher, die „Die Kunst des Sterbens" (*Mauder* 1974) lehren wollen.

Stark umstritten sind die Versuche in den USA mit LSD-Gaben an Patienten, die kurz vor dem Sterben stehen, für ein gutes Sterben zu sorgen (*Beisheim* 1974, 103 f.).

2.5. Lernprogramm und Seminare für Ärzte und Seelsorger

Aus der Erkenntnis, daß es mit Appellen allein nicht getan ist, entstanden sehr bald konkrete Hilfsangebote. *Kübler-Ross* hat bereits in den sechziger Jahren Seminare zu Sterben und Tod durchgeführt. In den USA gibt es mehrere Zentren für Death Education (*Beisheim* 1974; *Kastenbaum* und *Costa* 1977), ebenso spezielle Ausbildungen für Pflegekräfte (*Benoliel* 1972; *Seeland* 1977). Die amerikanischen Seelsorger werden weitgehend durch die Clinical Pastoral Education auf die Sterbebegleitung vorbereitet (*Hiltner* 1975). Eine Umfrage unter den theologischen Lehranstalten der USA ergab, daß 43 % von den Antwortenden (48 % aller Angeschriebenen hatten geantwortet) Veranstaltungen zum Thema Sterben und Trauern angeboten hatten (*Kalish* und *Dunn* 1976).

In Deutschland wird die Bedeutung solcher Hilfsangebote für Pflegeberufe (*Freyberger* 1975) gesehen. Doch wo wird konkret geholfen? *U. Koc* und *C. Schmeling* stellen ein Lernprogramm für Ärzte, Medizinstudenten und Krankenschwestern für den ‚Umgang mit Sterbenden' vor, an dem und mit dem seit 1976 im Universitätskrankenhaus Hamburg-Eppendorf gearbeitet wird. *D. Böck* u. a. versuchen für die Ulmer Universitätsklinik ein solches Programm (1975). *F. Rest* (1974) weist auf die Notwendigkeit des Lernens im Umgang mit Sterbenden für die sozialen und Pflegeberufe hin. Für Krankenhausseelsorger gibt es vornehmlich Hilfen durch die Zentren der Klinischen Seelsorgeausbildung (*Becher* 1972a, b).

Der Fernsehfilm von *S. Braun* und *R. Iblacker* „Noch 16 Tage", im ZDF am 10.6.1971 ausgestrahlt, machte die deutsche Öffentlichkeit erstmals auf das St. Christopher's Hospice in London aufmerksam. Literarisch waren die Klinik und ihre Arbeitsweise bereits von ihrer Leiterin *C. Saunders* (1967, 1969) vorgestellt worden. „Die Bedeutung der Umweltbedingungen, um den Sterbenden die bestmöglichen Voraussetzungen für eine Annahme des Todes zu geben, haben zur Schaffung der sog. Sterbekliniken geführt.

Sie sollen als Zufluchtstätten für die Furcht vor Schmerz und Leid (Desintegration des Lebens) dienen." (*Beisheim* 1974, 304) St. Christopher's war die erste derartige Sterbeklinik. Mittlerweile gibt es in Großbritannien an die 30 solcher – vom Staat getragenen – Sterbekliniken. „Die meisten dort aufgenommenen Kranken haben durchschnittlich noch 2–3 Wochen zu leben. Dem Personal geht es nicht primär um eine Verlängerung des Sterbevorgangs; so gibt es dort weder ‚Lebensverlängerungsmaschinen' noch bestimmte drillartige Einübungen in heroische Maßnahmen zur reinen Existenzerhaltung. Die maßgebliche Philosophie des Hauses besteht darin, den Patienten so bewußt und klar zu halten wie möglich, und zwar ohne Sedativa; das wird durch eine möglichst gering dosierte Verabfolgung von schmerzstillenden Mitteln zur Erleichterung der Lage der Patienten erreicht." (*Beisheim,* 304).

In den USA gibt es ebenfalls einige solcher Kliniken. In Deutschland existiert m. W. keine solche Klinik.

2.6. Wachsende Bereitschaft auch philosophische, ethische und theologische Implikationen des Phänomens zu durchdenken

Die Versuche, das Sterben durch Organisation zu bewältigen, haben sich als unangemessen und undurchführbar erwiesen (*Sudnow* 1973). Das Pendel schlägt wieder zur anderen Seite hin aus: „Das zunehmende Interesse an der Thanatologie ist ein Symptom der ständigen Überspezialisierung und nicht ganzheitlichen Schau des Lebens und der Wirklichkeit durch den technologisch orientierten Menschen, der sie in der Hand hat." (*Beisheim* 305). Ethische, philosophische und theologische Fragen nach dem Menschsein im Angesicht des Sterbens werden wieder interessant. Durch die Begegnung mit Sterbenden ist vielen die eigene Lebenssituation fraglich geworden. Die Grenze des Machbaren und die Erfahrung der eigenen Ohnmacht veranlassen, sich neu zu besinnen. „Dem Bedürfnis nach einer totalen Integration des Lebens zu entsprechen, war traditionsgemäß die Funktion der religiösen Institutionen und wird es vielleicht einmal wieder sein." (*Beisheim* 305)

3. Das Krankenhaus als Rahmen der Begegnung mit Sterbenden

„Der Anteil der in Krankenhäusern Gestorbenen an allen Sterbefällen erhöhte sich von 1962 bis 1972 von 45,4 auf 53,5 %. Da jedoch insbesondere seit 1968 die Gesamtzahl der Gestorbenen erheblich zugenommen hat, stieg im vergangenen Jahrzehnt auch die absolute Zahl der in Krankenhäusern Gestorbenen beträchtlich an. 1972 ereigneten sich in den Krankenhäusern um 33 % mehr Sterbefälle als 1962." (*Statistisches Bundesamt* 1973, 12)

1975 sind in der BRD insgesamt 749 250 Sterbefälle (*Statistisches Bundesamt* 1977, 75) und davon 407 809 in Krankenhäusern gezählt worden (*Statistisches Bundesamt* 1976, 25); d. h. 54,5 % aller Verstorbenen sind in Krankenhäusern gestorben. Somit wird das Krankenhaus in zunehmendem Maße auch der Ort der Begegnung mit Sterbenden. Das Milieu und der institutionelle Rahmen des Krankenhauses beeinflussen notwendigerweise die Begegnung. Diese Rahmenbedingungen hat eine Reflexion zum Interaktionsprozeß von Sterbenden und ihren Begleitern ebenso zu berücksichtigen wie die Bemühungen der letzten Jahre, den Stil des kommunikativen Umgangs mit Kranken und Sterbenden zu kultivieren. Die Kenntnis dieses Rahmens und die Rücksicht auf ihn bestimmen nicht zuletzt, ob und wie die Begegnung mit einem Sterbenden gelingt.

3.1. Das Krankenhaus als Institution

„Krankenhaus und Menschenwürde" (*Eibach* 1977) wird spätestens seit dem Erscheinen des aggressiven Buches v. *J. Illich* „Die Enteignung der Gesundheit – Medical Nemesis" (1975) mit Thesen wie: „Die moderne, kosmopolitische medizinische Zivilisation leugnet die Notwendigkeit des Menschen, Schmerz, Krankheit und Tod zu akzeptieren. Die medizinische Zivilisation ist auf das Ziel hin geplant und organisiert, den Schmerz zu beseitigen, die Krankheit auszutilgen und den Tod zu bekämpfen. Das sind neue Ziele – und Ziele, die nie zuvor Leitlinien des sozialen Lebens waren." (ebd. 95) öffentlich diskutiert. Das Problem aber ist bereits seit Beginn der sechziger Jahre in Deutschland in medizin-soziologischen Publikationen erörtert worden (*Rohde* 1962; 1971, 1973; *Mitscherlich, Brocher* u. a. 1967; *Engelhardt* u. a. 1973; *Lau* 1975).

J. J. Rohde beschreibt das Krankenhaus als „eine Institution ambivalenten Charakters. Je nach dem Betrachtungsstandpunkt, je nach der Situation und je nach dem Bezugspunkt des Betrachters mag diese Ambivalenz inhaltlich variieren und überdies von sozialstrukturellen Tatbeständen abhängen. Von solcher Ambivalenz des Verhältnisses zum Krankenhaus kommt niemand los, was darauf hindeutet, daß diese durchgängig strukturell angelegt ist. So lassen sich mit dem Krankenhaus durchaus antinomische Begriffspaare asoziieren: Es ist Stätte von Hoffnung und Heilung, zugleich von Leiden und Tod. Es ist Hochburg medizinischen Könnens, zugleich der Ort medizinischer Bedrohung. Es ist menschenfreundliches Gasthaus, zugleich hart disziplinierende Isolieranstalt. In ihm macht caritative Zuwendung sich breit, zugleich ökonomische Rationalität. Es ist gleichermaßen allen Kranken und Leidenden zugedacht, zugleich reproduziert es in seinen Mauern die Schicht- und Klassenhierarchie der Gesellschaft. Es will zum Leben zurückbringen; zugleich trennt es vom Leben . . . Auf eine kurze Formel gebracht: Das Krankenhaus ist tendentiell inhuman, weil es generelle Humanität sich zuschreiben läßt und zuschreibt und eben dadurch daran gehindert wird, die Humanisierungsbedürftigkeit der Patientensituation zu durchdenken und zu analysieren." (1971, 2 f.).

Für *E. E. Lau* ist das Krankenhaus eine ‚totale Institution' im Sinne *E. Goffmans.* „Eine totale Institution läßt sich als Wohn- und Arbeitsstätte einer Vielzahl ähnlich gestellter Individuen definieren, die für längere Zeit von der übrigen Gesellschaft abgeschnitten sind und miteinander ein abgeschlossenes, formal-reglementiertes Leben führen." (*Lau* 1975, 41). Charakteristika der totalen Institution sind nach *Goffman* die Aufhebung der normalerweise vorhandenen Trennung der Lebensbereiche für Arbeit, Freizeitgestaltung und Schlaf. „Die totale Institution erfaßt alle Lebensaspekte am gleichen Ort und unter der gleichen Autorität. Jede Phase der alltäglichen Aktivitäten der Mitglieder geschieht im Beisein einer Menge von gleichbehandelten und gleichbehandelnder anderer. Ein weiteres Charakteristikum totaler Institutionen ist die bis ins einzelne gehende Regelung des Verhaltens und der Tätigkeiten der Mitglieder nach einem genauen Zeitplan, der keine unerfaßten Zwischenräume kennt. Der Inhalt der angestrebten Tätigkeiten entspricht einem rationalen Plan, der bestimmt ist, die Ziele der Institution zu erfüllen. Die Handhabung einer Reihe von mitmenschlichen Bedürfnissen durch die bürokratische Organisation ganzer Gruppen von Menschen ist für *Goffman* das wichtigste zusammenfassende Kennzeichen totaler Institutionen." (*Lau* 1975, 41 f.)

Die Ziel-Mittel-Konstellation des Krankenhauses ergibt sich aus der Definition des Krankenhauses in dem vom Bundesminister für Jugend, Familie und Gesundheit erarbeiteten und inzwischen verabschiedeten „Entwurf eines Gesetzes zur wirtschaftlichen Sicherung der Krankenhäuser und zur Regelung der Krankenhauspflegesätze": – „Einrichtungen, in denen durch ärztliche und pflegerische Hilfeleistung Krankheiten, Leiden oder Körperschäden festgestellt, geheilt oder gelindert werden sollen oder Geburtshilfe geleistet wird und in denen die zu versorgenden Personen untergebracht und gepflegt werden können." (Zit. *Lau* 1975, 37). Eine spezifische Hilfeleistung gegenüber dem Sterbenden ist also in der offiziellen Zielformulierung des Krankenhauses nicht gegeben. „Das kirchliche Krankenhaus, bis weit in die Neuzeit verheißungsvoller und oftmals einziger Impuls menschlicher Sorge für die Kranken" (*Rüther* 1975, 36), kann von den soeben zitierten Thesen nur unschwer grundsätzlich ausgenommen werden. Die Kraft des Institutionellen in einem Krankenhaus ist auch in einem Krankenhaus kirchlicher Trägerschaft stärker als jede gute Absicht. Die gute Absicht, dem Kranken und auch dem Sterbenden helfen zu wollen, kann den Mitarbeitern eines Krankenhauses grundsätzlich nicht abgesprochen werden. Sie befinden sich in einem Zwiespalt. Auf der einen Seite sind Anspruch und Macht der Organisation des Krankenhauses, auf der anderen die Wünsche und die Würde der einzelnen Menschen. Oft sind die funktionalen Sachzwänge einfach zu groß, so daß menschliche Ansprüche den Notwendigkeiten der Organisation untergeordnet werden müssen. Diesem Problem moderner Krankenhäuser sind sowohl der Helfer als auch der Patient ausgeliefert.

3.2. Die Rolle des Patienten

Kranke sind ein „Ärgernis in der Leistungsgesellschaft" (*Görres* 1971), Sterbende sind ein um ein Vielfaches potenziertes Ärgernis unserer Gesellschaft und damit auch des Krankenhauses. Denn das Krankenhaus ist „ein Spiegelbild der technisierten Gesellschaft, in dem diese ihre Erwartung der Machbarkeit von Gesundheit institutionalisiert hat. Je mehr ein Krankenhaus auf die technische und pharmakologische Beseitigung und Reparatur von Krankheiten hin konzipiert ist, um so mehr wird der Kranke zum Objekt einer von seinen ganz menschlichen Bedürfnissen absehenden Maschinerie. Damit versagt das moderne Krankenhaus vor allem denen eine menschenwürdige Hilfe, bei denen eine Wiederherstellung oder wenigstens eine erfolgreiche Bekämpfung der Krankheit nicht mehr möglich ist; denn mit fortschreitender Krankheit decken sich die wahren Bedürfnisse der Person immer weniger mit den Zielen, auf die das Krankenhaus hin organisiert ist, die technische Bekämpfung von Krankheit und Tod. Anders ausgedrückt: Je ernsthafter eine Krankheit ist, und je geringer die Chance einer Wiederherstellung ist, um so mehr hat der Patient Bedürfnisse, die mit dem medizinischen Instrumentarium und dem auf dieses ausgerichteten Verhaltensweisen des Personals nicht befriedigt werden können." (*Eibach* 1977, 343). Das gesellschaftliche Verständnis von Krankheit und die daraus resultierenden Erwartungen an die Kranken bestimmen die Rolle, den Status und die Position der Kranken und Sterbenden. Für den einzelnen Kranken bestehen praktisch keine Chancen, sich erfolgreich gegen die ihm auferlegte Rolle zu wehren und seine Bedürfnisse und Erwartungen zu leben. Er muß mitspielen (*Goffman* 1969). Auch die neuerdings entstehenden Patientenkommitees und Patientenkollektive haben nur geringe Erfolgsaussichten, denn eine Humanisierung des Krankenhauses kann nur gelingen, „wenn sich in der Gesellschaft Änderungen in der Einstellung zur Krankheit, zum Altern und Sterben vollziehen." (*Eibach* 1977, 346).

Solange Krankenhäuser den Charakter einer totalen Institution haben, ist die Rolle des Patienten und damit seine psychosoziale Situation gekennzeichnet durch Absterbeprozesse des Selbst (*Rohde*), Identitätskonflikte, Verlust des Selbstwertgefühls, Entmündigung, Eingrenzung und Reglementierung, Kontrolle, Aufhebung der Privatsphäre, Gehorsam, Ein- und Unterordnen, Statusverlust, Abhängigkeit, Verunsicherung, Angst, Anpassung und

Unaufrichtigkeit. Die schlimmste Belastung aber ist es für einen kranken oder sterbenden Menschen, wenn er inmitten der vielen Menschen, die sich im Krankenhaus um ihn sorgen, allein gelassen wird. Und diese bittere Erfahrung müssen nicht wenige Patienten heute machen. Krank werden und ins Krankenhaus kommen bedeutet dann oft, in die Isolierung abgeschoben zu werden. Und das geschieht gerade dann, wenn der Mensch in erhöhtem Maße auf die Nähe und Wärme anderer angewiesen ist.

Literatur

Becher, W. (Hrsg.): Klinische Seelsorgeausbildung. Frankfurt 1972 a

Becher, W.: Ist Seelsorge an Sterbenden lehrbar? In: Wege zum Menschen 24 (1972a) 24–33

Becker, E.: The Denial of Death. New York 1974

Becker, P.: Der Sterbende und seine Umwelt. In: Zschr. für präklinische Geriatrie. 12 (1973) 3–10

Beisheim, P.: Wissenschaftlicher Bericht über Tendenzen in der modernen Thanatologie. In: Concilium 4 (1974) 301–305

Benoliel, J.Q.: Nursing Care for the Terminal Patient: A Psychosocial Approach. In: Schoenberg, B. u. a. (Hrsg.), Psychosocial Aspects of Terminal Care. New York 1972, S. 145–161

Berg, J.H. v.d.: Der Kranke. Ein Kapitel medizinischer Psychologie für jedermann. Göttingen 1974, 3. Aufl.

Bitter, W. (Hrsg.): Alter und Tod – annehmen oder verdrängen. Ein Tagungsbericht. Stuttgart 1974

Böck, D. u. a.: Weiterbildung für Krankenschwestern in patientenzentrierter Pflege/ psychosomatischer Medizin. In: Deutsche Krankenpflegezeitschrift 11 (1975) 621–626

Bowers, M. u. a.: Wie können wir Sterbenden beistehen? München-Mainz 1971

Braun, S., R. Iblacker: Noch 16 Tage. Fernsehfilm im ZDF am 10.6.1971

Devins, G.M., R.T. Diamond: The Determination of Death. In: Omega 7, 4 (1976–77) 277–295

Dirschauer, K.: Der totgeschwiegene Tod. Bremen 1973

Eibach, U.: Der verdrängte Tod. Ein gesellschaftliches, ethisches und theologisches Problem. In: Theologische Beiträge 4 (1975) 139–166

Eibach, U.: Krankenhaus und Menschenwürde. In: Wissenschaft und Praxis in Kirche und Gesellschaft 9 (1977) 330–347

Engelhardt, K., A. Wirth, L. Kindermann: Kranke im Krankenhaus. Grenzen und Ergänzungsbedürftigkeit naturwissenschaftlich-technischer Medizin. Stuttgart 1973

Erlemeier, N.: Psychologische Forschungen zum Todesproblem. In: Zschr. für Gerontologie 5 (1972) 32–49

Eser, A. (Hrsg.): Suizid and Euthanasie als human- und sozialwissenschaftliches Problem. Stuttgart 1976

Feifel, H. (Hrsg.): The Meaning of Death. New York/Toronto/Sidney 1959

Ferber, Chr. v.: Der Tod. Ein unbewältigtes Problem für Mediziner und Soziologen. In: Kölner Zeitschrift für Soziologie und Sozialpsychologie 2 (1970) 327–350

Freyberger, H.: Psychosomatik. In: *Lawin, P.* (Hrsg.): Praxis der Intensivbehandlung. Stuttgart 1973, 3. Aufl., S. 3.1–3.16

Fuchs, W.: Todesbilder in der modernen Gesellschaft. Frankfurt 1969

Fulton, R. (Hrsg.): Death and Identity. New York 1965
Fulton, R. (Hrsg.): Death, Grief and Bereavement. A Bibliography 1845–1975. New York 1977a
Fulton, R. (Hrsg.): The Sociology of Death. In: Death Education 1 (1977b) 15–25
Glaser, B.G., A.L. Strauss: Interaktion mit Sterbenden. Göttingen 1974. Original: Awareness of Dying. Chicago 1965
Görres, A. (Hrsg.): Der Kranke, Ärgernis in der Leistungsgesellschaft. Düsseldorf 1971
Goffman, E.: Wir alle spielen Theater. München 1969
Hahn, H.: Einstellungen zum Tod und ihre soziale Bedingtheit. Stuttgart 1968
Hiltner, S.: Fünfzig Jahre Clinical Pastoral Education. In: Wege zum Menschen 7 (1975 258–268
Hinton, J.: Approaching Death. In: *Hill, O.* (Hrsg.): Modern Trends in Psychosomatic Medicine. London 1976, S. 471–490
Illich, I.: Die Enteignung der Gesundheit – Medical Nemesis. Reinbek bei Hamburg 1975
Käufer, C.: Der Sterbevorgang in medizinischer Sicht. In: Concilium 4 (1974) 245–250
Kalish, R.A., L. Dunn: Death and Dying: A Survey of Credit Offerings in Theological Schools and Some Possible Implications. In: Review of Religious Research 2 (1976) 134–140
Kastenbaum, R., R. Aisenberg: The Psychology of Death. New York 1972
Kastenbaum, R., P.T. Costa: Psychological Perspectives on Death. In: Annual Reviews Psychology 28 (1977) 225–249
Kastenbaum, R.: Death, Society and Human Experience. Boston 1977
Kautzky, R. (Hrsg.): Sterben im Krankenhaus. Aufzeichnungen über einen Tod. Freiburg 1976
Koch, U., C. Schmeling: „Umgang mit Sterbenden" – ein Lernprogramm für Ärzte, Medizinstudenten und Krankenschwestern. In: Medizinische Psychologie I (1978)
Kübler-Ross, E.: Interviews mit Sterbenden. Stuttgart 1969. Original: On Death and Dying. New York 1969
Kübler-Ross, E.: Was können wir noch tun? Antworten auf Fragen nach Sterben und Tod. Stuttgart/Berlin 1974
Lau, E.E.: Tod im Krankenhaus. Soziologische Aspekte des Sterbens in Institutionen. Köln 1975
Mauder, A.: Die Kunst des Sterbens. Eine Anleitung. Regensburg 1973
Mitscherlich, A., T. Brocher u. a.: Der Kranke in der modernen Gesellschaft. Köln und Berlin 1967
Munnichs, J.: Die Einstellung zur Endlichkeit und zum Tod. In: *Thomae, H., U. Lehr* (Hrsg.): Altern. Frankfurt 1972, S. 579–612
Nash, M.L.: Dignity of Person in the Final Phase of Life – An Exploratory Study. In: Omega 8 (1977) 71–80
Nighswonger, C.A.: Seelsorge an Sterbenden. In: Evangelische Krankenhausseelsorge. 5 (1971) 2–7
Piper, H.-Ch.: Die Unfähigkeit zu sterben. In: Wege zum Menschen 1 (1972) 15–23
Piper, H.-Ch.: Kranksein – Erleben und Lernen. München, Mainz 1974
Piper, H.-Ch.: Gespräche mit Sterbenden. Göttingen 1977
Rest, F.: Pädagogik des Todes – Hilfe zum Sterben. In: Theorie und Praxis der soziale Arbeit 25 (1974) 422–432
Rest, F.: Praktische Orthothanasie (Sterbebeistand) im Arbeitsfeld sozialer Praxis. Ein Arbeitsbericht. Opladen 1977
Riedel, M., H.J. Schmoll, E. Engelke: Hoffnung wider alle Hoffnung. Vom Umgang mit Todkranken. Fernsehsendung am 24.3.1975 im ZDF

Rohde, J.J.: Soziologie im Krankenhaus. Stuttgart 1962
Rohde, J.J.: Die soziale Situation des Patienten im Krankenhaus und das Problem ihrer Humanisierung. In: Ev. Krankenhausseelsorge 4 (1971) 2–6
Rohde, J.J.: Strukturelle Momente der Inhumanität einer humanen Institution. In: *Döhner, O.* (Hrsg.): Arzt und Patient in der Industriegesellschaft. Frankfurt 1973, S. 13–35
Rüther, B.: Krankenhaus und Politik. Stuttgart 1973
Saunders, C.: The Management of Terminal Illness. London 1967
Saunders, C.: The Moment of Truth: Care of the Dying Person. In: *Pearson, L.* (Hrsg.): Death and Dying. Cleveland 1969, S. 49–78
Schlemmer, J. (Hrsg.): Was ist der Tod? 11 Beiträge und eine Diskussion. München 1969
Seeland, I.B.: Physician-Patient Communication Patterns in the Clinical Setting And the Implications for the Medical Student in Thanatology. New York 1976 (unveröffentlicht)
Statistisches Bundesamt in Wiesbaden: Bevölkerung und Kultur, Reihe 7: Gesundheitswesen. Stuttgart 1973
Statistisches Bundesamt in Wiesbaden: Fachserie 12: Gesundheitswesen, Reihe 6: Krankenhäuser 1975. Stuttgart 1976
Statistisches Bundesamt in Wiesbaden: Statistisches Jahrbuch 1977 für die Bundesrepublik Deutschland. Stuttgart 1977
Sporken, P.: Menschlich sterben. Düsseldorf 1972
Sporken, P.: Umgang mit Sterbenden. Düsseldorf 1973
Sporken, P.: Die Sorge um den kranken Menschen. Grundlagen einer neuen medizinischen Ethik. Düsseldorf 1977
Sudnow, D.: Organisiertes Sterben. Einleitung und Kommentar von *Th. von Uexküll.* Frankfurt 1973
Toynbee, A. (Hrsg.): Vor der Linie. Der moderne Mensch und der Tod. Frankfurt a. M. 1968
Wittkowski, J., I. Baumgartner: Religiösität und Einstellung zu Tod und Sterben bei alten Menschen. In: Zschr. für Gerontologie 10 (1977) 61–68
Wittkowski, J.: Affektive Erlebens- und Verhaltensmodi bei der Begegnung mit Tod und Sterben. Ein theoretischer und empirischer Beitrag zur Psychologie des Todes. (Dissertation). Würzburg 1977
Witzel, L.: Das Verhalten von sterbenden Patienten. In: Medizinische Klinik 66 (1971) 577–578

Sterbebeistand: Aufgabe und Ohnmacht*

Paul Sporken

1. Einleitung

Viele Menschen sterben unerwartet und schnell, an einer tödlichen Erkrankung oder einem Unfall. Andere sterben langsam, durch Alter geschwächt. Wieder andere sterben nach einer kurzen Krankheit, zu kurz, um sich rechtzeitig zu vergegenwärtigen, daß der Tod unwiderruflich kommt. Es bleiben aber noch die vielen Menschen, deren Sterben Monate lang dauert. Monate der Hoffnung und Verzweiflung, der Freude über die geringste – scheinbare – Besserung, der Angst bei jedem Anzeichen der Verschlimmerung des Leidens. Besonders diese Gruppe von Kranken braucht Beistand, weil der Weg, den sie bis zu ihrem Tod zurücklegen müssen, nicht selten ein schwerer Weg ist. Das Bedürfnis nach Sterbebeistand darf nicht so sehr als ein Bedürfnis nach Wahrheitsmitteilung verstanden werden, sondern als ein Bedürfnis nach einem Mitmenschen, der bereit ist, den Sterbenden auf seinem Weg zu begleiten. Dabei ist es für den Sterbenden von geringerer Bedeutung, ob sein Begleiter viel weiß und kann. Das Wichtigste ist, daß er dem Sterbenden ein warmes Herz entgegenbringt.

Es ist nicht möglich, in diesem Beitrag die Frage des Sterbens und des Sterbebeistands ausführlich zu behandeln. Wir werden uns auf eine summarische Besprechung der wichtigsten Aspekte beschränken müssen. Dies ist – – außer einigen Ergänzungen – eine Zusammenfassung dessen, was wir in unserem Buch „Umgang mit Sterbenden" geschrieben haben.

2. Sterbehilfe

Der Ausgangspunkt der Betrachtungen über Sterbehilfe ist die Überzeugung, daß die Norm unserer Hilfe durch den Kranken in seiner Ganzheit bestimmt wird, auch in der Perspektive seines Lebens oder seiner letzten Lebensphase gesehen. Was an Gesundheitssorge getan wird, muß letztlich auf Lebenshilfe gerichtet sein.

Den Begriff Lebenshilfe kann man auf vielerlei Weise interpretieren. Die tiefste Bedeutung von Lebenshilfe ist, dem anderen so nahe und behilflich zu sein, daß er dadurch besser befähigt wird, sein eigenes Leben selbst zu

---

* Der Text dieses Beitrages stammt aus dem Buch: *Paul Sporken,* Die Sorge um den kranken Menschen. Grundlagen einer neuen Medizinischen Ethik, Patmos, 1977 Düsseldorf. Kap. 21, S. 240–249

leben, seine eigenen Lebensprobleme selbst zu lösen, seine eigene Liebe selbst zu verwirklichen.

Sterbehilfe ist nichts anderes als Lebenshilfe in der letzten Lebensphase und kann deshalb so definiert werden: dem anderen so nahe und behilflich sein, daß er dadurch in die Lage versetzt wird, seinen eigenen Tod selbst zu sterben, seine Sterbensprobleme selbst innerlich zu verarbeiten.

Diese Definition ist zwar richtig, aber sie beschreibt eigentlich vor allem die Haltung, aus der heraus wir dem Sterbenden begegnen müssen, und das Ziel, das wir bei unseren Versuchen zur Hilfe vor Augen haben sollten. Wir müssen die Definition deshalb konkreter machen, damit sie für die Praxis brauchbar wird. Das ist möglich, wenn wir einige Formen von Sterbehilfe näher beschreiben.

Eine erste Form der Sterbehilfe besteht in einer ausgezeichneten und sorgfältigen Pflege; dadurch werden viele Beschwerden und Unannehmlichkeiten erleichtert. Gemeint ist eine Pflege, die zwar technisch perfekt ausgeführt wird, aber andererseits auch auf die menschlichen Aspekte achtet: ein freundliches Wort, eine Gebärde herzlicher Zuneigung, ein wenig menschliche Wärme und Geborgenheit.

Schmerzbekämpfung ist eine zweite Form der Sterbehilfe. Sie ist nicht nur für den Patienten selbst notwendig, sondern auch für dessen Kontakte mit seiner Umgebung. Das ist ein Grund mehr, die Schmerzbekämpfung synchron mit dem sogenannten Schmerzhöhepunkten verlaufen zu lassen. Manchmal ist das innere Leiden eines Sterbenden schwerer zu ertragen als körperliche Schmerzen. Das Auffangen des emotionalen Leidens ist zweifellos eine dritte und wichtige Form der Sterbehilfe. Dieses erste Auffangen braucht nicht in langen Gesprächen zu bestehen, sondern in den normalen menschlichen Reaktionen der Freundlichkeit, Herzlichkeit, Vergebungsbereitschaft, Munterkeit.

Eine vierte Form der Sterbehilfe kann in der Verabreichung von Psychopharmaka (beruhigenden oder anregenden Mitteln) bestehen. Für ihren Gebrauch gilt aber bei Sterbehilfe dasselbe wie bei Lebenshilfe: Diese Mittel sind nur dann wertvoll, wenn sie zur Unterstützung der wirklich menschlichen Hilfe bei der inneren Verarbeitung der vorhandenen Lebens- oder Sterbeprobleme gebraucht werden. Mit Psychopharmaka allein kann man keine Lebens- oder Sterbeprobleme lösen.

Sterbehilfe kann manchmal bedeuten, daß man den Sterbeprozeß für kurze Zeit verlängert oder verkürzt. Die Verlängerung kann eine gute Form der Sterbehilfe sein, wenn dies nötig ist, um dem Sterbenden die Möglichkeit zu geben, noch eine bestimmte Aufgabe zu vollenden. Wenn die Möglichkeit besteht, den Sterbeprozeß noch ein wenig hinauszuziehen, obwohl dies für den Patienten völllig sinnlos ist, dann erfordert wahre Sterbehilfe, daß man davon absieht und den Patienten seinen Tod sterben läßt. Passive Euthanasie – denn darum geht es hier – kann deshalb in bestimmten Fällen eine ethisch begründete Form der Sterbehilfe sein.

Alle genannten Formen der Sterbehilfe tendieren schon nach dem, was für die Lebenshilfe in der letzten Lebensphase charakteristisch sein muß: dem Menschen helfen, im Sterben seines eigenen Todes er selbst sein zu können. Wenn dies ganz gelingen soll, dann muß die Sterbehilfe noch viel ausdrücklicher auf persönlicher Ebene, das heißt im Kontakt von Mensch zu Mensch stattfinden. Dies letztere geschieht in der optimalen Form von Sterbehilfe, die wir Sterbebeistand nennen wollen.

3. Sterbebeistand

Sterbebeistand als optimale Form der Sterbehilfe besteht darin,

1. daß man mit dem Kranken über die Gefühle der Unsicherheit, Angst, Auflehnung, des Kummers und der Einsamkeit spricht, mit denen ein Schwerkranker oder Sterbender zu kämpfen hat;

2. daß man im Rahmen dieser Gespräche die Wahrheit über den tödlichen Verlauf der Krankheit zur Sprache bringt (oder besser: zur Sprache kommen läßt), wenn und soweit dem Patienten damit gedient ist;

3. daß man eine Beziehung zum Kranken herstellt, die solche ehrlichen Gespräche ermöglicht und durch die man dem Sterbenden in solcher Weise nahe sein kann, daß er aus dieser mitmenschlichen Verbundenheit den Mut schöpft, sich mit den Problemen auseinanderzusetzen und so schließlich seinen eigenen Tod selbst zu sterben.

Zusammengefaßt: Einem Sterbenden beistehen heißt, diesen Sterbenden auf seinem Weg zu seinem Lebensende begleiten.

Allein von dieser Form der Sterbehilfe kann man sagen, daß sie Beistand zur Sterbehilfe im vollen Sinn des Wortes ist. Alle Einzelformen der Sterbehilfe sind nur sinnvoll als Hilfsmittel im Ganzen des Sterbebeistands oder notfalls als Ersatz, wenn dieser Beistand nicht möglich ist. Dieser ist in einer Reihe von Fällen nicht möglich, entweder weil der Tod plötzlich kommt, oder weil der Patient einem bewußten Sterben nicht gewachsen ist. Es bleiben aber noch viele Patienten übrig, denen mit einem guten Sterbebeistand geholfen werden kann.

In diesem Zusammenhang noch eine Bemerkung. Professionelle Helfer sind von den besten Absichten erfüllt und wissen im allgemeinen sehr wohl, was das Beste für den ist, der ihre Hilfe braucht. Dadurch ist die Gefahr nicht ausgeschlossen, daß sie ihre eigenen Einsichten zur Norm der Hilfeleistung machen. Das aber ist falsch. Diese Norm wird durch den Kranken und durch seine Interessen bestimmt. Das erfordert vom Helfer eine grundlegende Haltung der Geduld und Toleranz, so daß der Hilfsbedürftige er selbst sein und in seinem eigenen Tempo und auf seine eigene Art seine Lebens oder Sterbeprobleme verarbeiten kann.

4. Wer muß Sterbebeistand leisten?

Die Frage, wer Sterbebeistand leisten muß, läßt viele Antworten zu. Um nur einige zu nennen: der Arzt, denn er weiß am besten, wie es um den Patienten steht; eine der Pflegekräfte, denn sie haben im allgemeinen mehr Kontakt mit dem Sterbenden; ein naher Angehöriger oder ein Freund, denn es besteht eine innigere Beziehung zum Patienten; ein Seelsorger, denn beim Sterben geht es um die Fragen nach dem Sinn des Lebens. Es gibt noch viele andere Argumente. Es ist aber nicht unsere Aufgabe, darüber zu entscheiden. Allein der Patient kann bestimmen, von wem er den eigentlichen Beistand (das heißt ein oder mehrere Gespräche über die persönlichen Probleme) erwartet. Selbstverständlich wird der Kranke niemanden ausdrücklich nennen. Er macht es aber auf verständliche Art deutlich, wenn die Umstehenden nur wirklich zuhören und solche Signale verstehen wollen.

5. Wann muß der Sterbebeistand beginnen?

Die Frage nach dem Beginn des Sterbebeistands braucht eigentlich nicht beantwortet zu werden. Er muß zu Beginn des Sterbeprozesses anfangen.

Philosophisch gesehen beginnt der Sterbeprozeß bei der Geburt: Wir werden geboren, um zu leben, also auch um zu sterben. Das bedeutet nicht, daß wir im Kindergarten mit einem effektiven Sterbebeistand beginnen müssen. Es bedeutet wohl, daß Kinder und die heranwachsende Jugend mehr vertraut gemacht werden müssen mit dem Sterben als mit etwas, was zum Leben gehört. Wir haben den Tod aus unserer Kultur verdrängt. Das geht aus kulturphilosophischen Betrachtungen hervor. Es wurde kürzlich in origineller Weise aufgezeigt von *Stella Baum* (1976), und zwar durch Interviews, die sie mit Menschen veranstaltete, die irgendwie mit Tod und Toten zu tun hatten. Streng medizinisch gesehen, beginnt der Sterbeprozeß, wenn eine Verletzung oder ein Leiden vorhanden ist, die unwiderruflich und in absehbarer Zeit zum Tod führen werden.

Als menschliches Geschehen aber beginnt der Sterbeprozeß, wenn sich jemand (meistens ein Arzt) über den tödlichen Verlauf im klaren ist. Denn von dem Augenblick an wird dieses Wissen sich in der Beziehung zum Patienten auswirken, und es ist nur noch eine Frage der Zeit und des Empfindens, bis beim Patienten die ersten Vermutungen auftauchen, daß etwas nicht in Ordnung ist.

6. Die Erfahrung des Sterbeprozesses

Es ist notwendig, einen Einblick in die Art und Weise, wie Sterbende im allgemeinen ihr Sterben erleben, zu bekommen. Obwohl jedes Sterben ein individuelles Geschehen ist, kann man doch bestimmte gemeinsame Züge erkennen.

Elisabeth Kübler-Ross hat eine bahnbrechende Arbeit geleistet, als sie das Erlebnis des Sterbens in fünf Phasen beschrieben hat: Verneinung, Zorn, Verhandeln mit dem Schicksal, Depression und Annahme des Todes.

Diese Beschreibung bedarf einer Ergänzung, und zwar in der Form der Phasen der Unwissenheit und Unsicherheit. Der Grund dafür liegt auf der Hand. Denn in unseren Ländern besteht die Gewohnheit, anfangs nicht den Kranken selbst, sondern einen der nächsten Familienangehörigen über den wirklichen Zustand zu informieren. Das bedeutet, daß sich der Kranke noch eine Zeitlang in Unwissenheit befindet. Der Sterbebeistand muß aber dann schon beginnen und auch Beistand zur Entdeckung der Wahrheit in sich schließen.

In diesem Zusammenhang möchte ich darauf hinweisen, daß der Helfer die Familienangehörigen mit einbeziehen muß. Familienangehörige können manchmal den besten Beistand leisten. In anderen Fällen brauchen sie selbst mehr Beistand als der Sterbende. Die Einbeziehung der Familienmitglieder in den Sterbebeistand ist übrigens nicht nur wichtig für den Patienten, sondern auch für sie selbst. Das Miterleben des Sterbeprozesses ist faktisch das Einsetzen des Trauerprozesses, durch das der Trauerprozeß nach dem Tod sehr erleichtert wird.

In diesem Zusammenhang will ich bemerken, daß es für manchen Kranken zwar erwünscht sein kann, zuhause sterben zu dürfen, daß dies aber für die Familie oft ernste Probleme mit sich bringt.

Wenn wir über Phasen in dem Erlebnis des Sterbeprozesses sprechen, bedeutet das nicht, daß sie chronologisch aufeinanderfolgen. Es ist eher die Beschreibung von Reaktionsmustern, die mit bestimmten Gefühlszuständen zusammenhängen. Das schließt ein, daß die Phasen sich manchmal in einer anderen Reihenfolge ergeben, daß der Kranke in eine vorausgegangene Phase zurückfällt usw. Die Beschreibung der einzelnen Phasen bietet dem Helfer aber ein brauchbares Hilfsmittel, besser erkennen zu können, wo sich der Patient befindet.

Zum Schluß noch folgende Bemerkung: Der Erlebnisprozeß des Sterbens ist ein Annahmeprozeß, weil es für diese Probleme keine Lösung gibt. Die einzige Lösung besteht in dem Versuch, den Tod hinzunehmen. Unter Hinnahme wird verstanden, daß ein Mensch sich in eine unvermeidliche Wirklichkeit fügt und diese in Verantwortung auf sich nimmt. Deshalb ist es auch verständlich, daß wir bei anderen unlösbaren Problemen einem ähnlichen Bejahungsprozeß begegnen. Man denke an den Bejahungsprozeß von

Menschen in manchen Krisensituationen, von Eltern behinderter Kinder (*Gresnigt*, 1973; *Houben*, 1976; *Sporken*, 1975) oder von Dialyse-Patienten (*B. Lemmens*, 1976; *Loos*, 1976).

7. Einige Bemerkungen über die einzelnen Phasen

Wir wollen jetzt noch ganz kurz die verschiedenen Phasen durchgehen und dabei einige Punkte, die für die Praxis von Bedeutung sind, herausstellen.

Unwissenheit. Die Phase, in der sich der Patient in Unwissenheit befindet, dauert im allgemeinen längere Zeit. Der Helfer muß in der Nähe bleiben, und sei es auch nur um zu verhindern, daß die Unwissenheit plötzlich und rücksichtslos durchbrochen wird. Es kann verantwortlich sein, wenn der behandelnde Arzt einen der nächsten Familienangehörigen frühzeitig informiert. Er wird aber dann darauf achten müssen, daß der betreffende Angehörige mit diesem Wissen in seiner Beziehung zum Patienten umgehen kann.

Unsicherheit. Unwissenheit ist nicht das gleiche wie Unsicherheit. Unsicherheit bedeutet, daß sich der Patient in einer ambivalenten Situation befindet. Einerseits spürt er immer mehr, daß er ernsthaft krank ist. Andererseits aber findet er immer neue Argumente, um sich selbst und andere davon zu überzeugen, daß alles wieder gut werden wird. Für den Helfer ist es sehr schwer, genau dahinter zu kommen, was der Patient will, wenn er in dieser Phase nach Gewißheit verlangt.

Eine Bitte des Kranken um Klarheit kann oft die Bedeutung einer Bitte nach positiver oder beruhigender Sicherheit haben.

Die Vermittlung der Wahrheit. Es kommt ein Augenblick, in dem die Unsicherheit schmerzlicher ist als das Wissen, daß es (wahrscheinlich) fatal verlaufen wird. Wenn die Signale in dieser Richtung deutlich werden, wird der Helfer versuchen müssen, die immer schon vermutete Wahrheit zur Sprache zu bringen.

Leugnung. Das Erfahren der Wahrheit löst zunächst meistens eine Reaktion der Leugnung aus; diese kann später verschärft wiederkehren. Man darf diese Leugnung nicht mit einer erneuten Darlegung über den medizinischen Stand der Dinge beantworten. Denn der Patient will durch diese Leugnung nicht wie in einer medizinisch-wissenschaftlichen Abhandlung argumentieren. Die menschliche Bedeutung der Leugnung ist, daß er in diesem Augenblick diese Wahrheit nicht annehmen kann. Der Helfer muß ihm Zeit dazu lassen.

Auflehnung. Die darauf folgende Phase der Auflehnung muß man als eine Reaktion gegen das Schicksal oder gegen Gott verstehen, der so etwas zuläßt. Die Auflehnung konkretisiert sich nicht selten in Aggressivität gegen Menschen. Dabei fällt auf, daß dies vor allem denen gegenüber geschieht, bei denen der Patient es sich gleichsam erlauben kann. So wird der Kranke selbst seine Aggressionen nicht oft und in jedem Fall nicht lange gegen den Arzt richten. Manchmal wird irgendeiner zum Sündenbock. Die Umgebung darf diese Aggressivität nicht mit Gegenaggression oder mit der Verteidigung gegen falsche Anschuldigungen beantworten. Damit würde sie sich selbst, nicht aber dem Kranken helfen. Es ist besser, den Kranken fühlen zu lassen, daß man ihn versteht; man kann dies durch ein gutes Wort oder eine Gebärde der Herzlichkeit ausdrücken.

Verhandeln mit dem Schicksal. Wenn Leugnung nicht hilft und Auflehnung kein Ergebnis hat, zeigen sich die Versuche, auf irgendeine Art doch noch dem drohenden Schicksal zu entrinnen oder es zumindest hinauszuzögern. Das äußert sich im Konsultieren anderer Ärzte (Superspezialisten oder auch ganz einfache Ärzte, von denen aber gesagt wird, daß sie sogar unheilbar Kranken Besserung bringen können). Dasselbe Verhandeln mit dem Schicksal kann zum Ausdruck kommen in dem Gelübde, eine Schenkung zu machen, in Wallfahrten, Novenen usw. Dieses Verhandeln ist etwas tief Menschliches, das zur Überbrückung auf eine folgende Phase dient, die zur Hinnahme führt.

Depression. Wenn die Unausweichlichkeit des nahenden Endes zur Gewißheit geworden ist, gerät der Patient – und mit ihm oft die nächsten Familienangehörigen – in eine Phase des Kummers und der Depression. Das Schmerzliche dieser Phase wird noch dadurch verstärkt, daß eine doppelte Vereinsamung auftritt. Der Patient verschließt sich in sich selbst, wehrt Kontakt und Besuche ab und vereinsamt immer mehr. Die Umgebung, die mit all dem nicht so recht etwas anzufangen weiß, wagt eigentlich auch nicht mehr soviel Initiative zur Kontaktaufnahme, was noch stärker zur Vereinsamung beiträgt. Es ist dringend erforderlich, daß der Helfer diese Vereinsamung zu durchbrechen sucht. Dem Kranken Mut zusprechen und ihn anspornen, tapfer zu sein, ist sicher nicht die beste Methode. Der Helfer wird versuchen müssen, den Kummer zu akzeptieren und darin dem Kranken nahe zu bleiben.

Annahme des Todes. Für viele Kranke ist es möglich, zu einer gewissen Hinnahme zu kommen in dem Sinn, wie wir diese beschrieben haben. Man kann die Annahme des Todes als ein erstrebenswertes Ideal ansehen, unter der Voraussetzung, daß man dies nicht zur Norm des Beistandes macht. Wir werden jedem Menschen den Raum geben müssen, seinen eigenen Tod zu sterben; auch wenn das zufällig nicht der Tod ist, den der Helfer für den idealsten hält.

8. Zusammenarbeit ist notwendig

Es bedarf keines Beweises, daß ein adäquater Sterbebeistand nicht möglich ist, wenn die verschiedenen Helfer nicht zusammenarbeiten. Individuelle Hilfe für einzelne Patienten ist und bleibt sinnvoll. Der einzelne Helfer ist aber oft nicht imstande, dem Kranken die für ihn notwendige integrale Hilfe zu bieten. Das gilt vor allem für den Sterbebeistand. Wer die eigentlichen, begleitenden Gespräche führt, braucht Informationen (und manchmal auch Hilfe) von anderen Helfern und von den Familienangehörigen, um dies gut tun zu können. Zum Beispiel: wenn der Arzt es tut, kann er die Informationen der Pflegekräfte nicht entbehren, wenn der Seelsorger diese Gespräche führt, braucht er Informationen von dem Arzt usw. Der Austausch dieser Informationen und dessen, was von einem Menschen getan wurde, ist unentbehrlich für einen guten Beistand des Sterbenden. Dies alles setzt die Bereitschaft zur Überlegung und zur Schaffung einer bestimmten Organisation voraus, in der dies leicht stattfinden kann. Wenn es zufälligen Begegnungen überlassen wird, ist die Gefahr des Versandens zu groß. Beratung und Zusammenarbeit sind nicht nur wichtig für die Kranken, sondern auch für die Helfer. Wenn die Helfer gemeinsam besprechen, wie es um den Patienten steht, besteht dadurch zugleich die Möglichkeit, zu besprechen, was inzwischen mit dem Helfer geschieht. Sterbebeistand kann manchmal eine schwere emotionale Last bedeuten. Die multidisziplinäre Zusammenarbeit kann diese Last erleichtern, was dem Helfer und letztlich auch dem Sterbenden nur zugute kommen kann.

In diesem Zusammenhang noch eine letzte Bemerkung. Viele in der Gesundheitssorge Tätige erfahren es als schmerzlichen Mangel, daß sie diese Aspekte der Hilfeleistung in ihrer Ausbildung nicht gelernt haben. Zum Glück ist darin ein Wandel eingetreten. In der Ausbildung von Pflegekräften und Ärzten wird diesen Problemen mehr und mehr Beachtung geschenkt. Für die übrigen werden auch Fortbildungsmöglichkeiten auf diesem Gebiet angeboten. Das ist selbstverständlich sinnvoll. Letztlich aber werden wir nur dann „lernen", Sterbenden beizustehen, wenn wir die Schwelle überschreiten und den Mut aufbringen, bei einem Sterbenden zu bleiben. Auch hier gilt, daß das Leben selbst der beste Lehrmeister ist.

9. Gefühle der Ohnmacht bei den Helfern

Wenn professionelle Helfer, die mit Sterbenden in Kontakt kommen, miteinander über Sterbehilfe sprechen, stimmen sie im Prinzip dem Gesagten voll und ganz zu. Dann folgen jedoch die „Aber" in dem Sinn von: Es ist ein Ideal, aber . . . Zur Verdeutlichung einige Beispiele. Ein Arzt: „Ich kann doch nicht jeden Tag eine Stunde bei jedem Sterbenden sitzen". Eine Krankenschwester: „Wir haben keine Zeit und dürfen zudem nicht einmal in Ruhe mit einem Kranken sprechen". Ein Angehöriger: „Das Leben muß doch normal weitergehen". Ein Seelsorger: „Ich kann nur dann etwas Sinnvolles tun, wenn der Patient mich darum bittet".

Es ist selbstverständlich, daß man all diese „Aber" und Einwände widerlegen kann. Damit ist aber den Helfern nicht geholfen. Diese Aussagen sind zum größten Teil zu verstehen als Ausdruck von Gefühlen der Ohnmacht gegenüber der schweren Aufgabe, die Sterbebeistand nun einmal den Helfern auferlegt. Diese Gefühle der Ohnmacht konzentrieren sich auf einige Punkte, die wir kurz nennen wollen (vgl. *Piper,* 1976).

Die Wahrheit besprechen. Über die – oft schon lange vermutete – Wahrheit zu sprechen, ist äußerst schwierig. Der Helfer weiß fast nie mit Sicherheit, ob er die Signale des Kranken richtig verstanden hat. Außerdem kann das Gespräch manchmal sehr mühsam verlaufen. Eine gewisse Relativierung dieser Schwierigkeiten liegt in der Methode, wie man es tut. In den meisten Fällen ist eine Dosierung der Wahrheit der richtige Weg. Das bedeutet, daß man zunächst nur zugibt, daß die Situation ernst oder kritisch ist, in einem weiteren Gespräch die Möglichkeit nennt, daß es vielleicht schlecht ausgehen wird usw. Der Helfer hat dann die Möglichkeit, immer wieder festzustellen, wie weit der Patient ist und was er zu diesem Zeitpunkt innerlich verarbeiten kann. Dabei kann nicht genug betont werden, daß die Wahrheitsvermittlung nicht der Beginn, sondern ein integrierender Bestandteil des ganzen Sterbebeistands sein muß.

Wir können nicht an der Frage vorbeigehen, wer die Wahrheit zur Sprache bringen soll. Man kann sagen, der behandelnde Arzt sei derjenige, der am ehesten dafür in Betracht kommt. Da die Mitteilung der Wahrheit nur ein Bestandteil des Sterbebeistandes ist, gilt aber im Prinzip für beide dasselbe: Letztlich entscheidet der Patient, mit wem er ein Gespräch über ein bestimmtes Thema führen will. Keiner der Helfer kann daher Ausschließlichkeit für sich in Anspruch nehmen.

Die Frage nach dem Warum des Sterbens. Diese Frage kann für den Helfer bedrohlich werden. Sie kann manchmal die Bedeutung haben, daß der Kranke sie nicht zu bewältigen vermag. Sie kann auch die Bedeutung einer echten Bitte haben, mit dem Sterbenden gemeinsam nach Anknüpfungspunkten zu suchen, um in seinem Sterben einen positiven Sinn zu entdecken. Der Glaube – besonders wenn dieser den Glauben an ein Weiterleben nach dem Tod mit einschließt – kann im Prinzip eine gute Hilfe sein. Beim Suchen nach einem Halt im Glauben muß sich der Helfer vergegenwärtigen, daß der Glaube des Sterbenden die Norm seines Beistandes ist. Das schließt ein, daß er ein persönliches Glaubenszeugnis nur vor diesem Hintergrund dem Sterbenden zur Verfügung stellen kann. Der Sterbeprozeß ist nicht die Zeit, um Menschen zu „bekehren".

Die Gespräche. Die Gespräche mit einem Sterbenden werden oft als sehr schwierig empfunden. Das hängt nicht selten mit der Neigung zusammen, in derartigen Gesprächen etwas Gutes oder etwas, wovon der Patient etwas hat, sagen zu wollen. Man darf kein böses Wort über die dahinterstehende gute Absicht sagen. Es ist aber ein falsches Verständnis von einem helfenden Gespräch. Diese Gespräche sollten zu 90 Prozent aus Zuhören und immer wieder Zuhören bestehen. Wenn das dem Helfer wirklich gelingt, wird es kein Problem mehr sein, wenn er selbst das Wort ergreifen muß. Sein Herz (für den Gläubigen die Eingebung des Geistes Gottes) wird ihn dann die rechten Worte finden lassen. Im übrigen möchte ich dazu bemerken, daß für den Sterbenden nicht der Inhalt der Worte, sondern das menschliche Gefühl hinter diesen Worten das Wichtigste ist. Diesen Gefühlen – vor allem dem Gefühl menschlicher Nähe – kann der Helfer oft besser Ausdruck geben ohne zu reden. Eine herzliche Gebärde, ein Streicheln, eine Hand halten oder ein Kuß können einem Sterbenden unendlich guttun.

Jeder ehrliche Versuch, einem Sterbenden zu helfen ist an sich schon wertvoll. Wir dürfen riskieren, daß wir es noch nicht vollkommen können. Die Erfahrung lehrt, daß dem, der ernsthaft versucht, einem Sterbenden zu helfen, selbst von diesem Sterbenden geholfen wird.

Literatur

Baum, St.: Der verborgene Tod. Auskünfte über ein Tabu. Frankfurt a.M. 1976
Burton, D. u. a.: Death and Dying. A course for medical students. Journal of Medical Education 47 (1972) 945
Gresnigt, H.A., A.M. Gresnigt-Strengen: Ouders en gezinnen met een diep zwakzinnig kind. Amsterdam 1973
Houben, J.: Aanvaardingsproblemen van ouders van kinderen met ernstige congenitale afwijkingen. Metamedica 55 (1976) 126
Huygen, F.J.: Een patient die thuis wilde sterven. Huisarts en Wetenschap 19 (1976) 137
Kübler-Ross, E.: Interviews mit Sterbenden. Stuttgart, (1972) 5
Kübler-Ross, E.: Was können wir noch tun? Stuttgart (1977) 3
Kuiper, P.C.: Een mislukt rouwproces. Nederlands Tijdschrift voor Geneeskunde 118 (1974) 1178
Lemmens, B.: Aanvaardingsproblemen bij dialyse-patienten die transplantabel zijn. Metamedica 55 (1976) 122
Lemmens, Th.: Begeleiding en aanvaardingsproblematiek in een huisartsenpraktijk. Metamedica 55 (1976) 117
Loos, J.C.: Aanvaarding van ziekten. Metamedica 55 (1976) 128
Metz, W.: Pijn. Een teer punt. Nijkerk (1975) 2
Musaph, H.: Huidcontact. Nederlands Tijdschrift voor Geneeskunde 118 (1974) 1861
Piper, H.C.: Kranksein, Erleben und Lernen. Mainz, Grünewald (1976) 2 (Beratungsreihe)
Sporken, P.: Umgang mit Sterbenden. Medizinische, pflegerische, pastorale und ethische Aspekte der Sterbehilfe. Düsseldorf (1976) 2
Sporken, P.: Die Sorge um den kranken Menschen. Grundlagen einer neuen medizinischen Ethik. Düsseldorf, Patmos, 1977
Sporken, P.: Eltern und ihr geistig behindertes Kind. Das Bejahungsproblem. Düsseldorf 1975
Sporken, P.: Jesus. Mensch für andere Menschen. Düsseldorf 1978
Sporken, P.: Aanvaarding en begeleiding: Metamedica 55 (1976) 114
Wolk, E. van der (Hrsg.): Het naderend einde. Meppel 1975

Sterben als sozialer Prozeß. Über das soziale Umfeld des Sterbenden

Hans-Joachim Schmoll

Der Sterbende, die Art seines Sterbens und damit auch die Möglichkeiten für den Sterbensbeistand sind auf das engste mit dem sozialen Umfeld des Sterbenden und dessen sozialem Verhältnis zu dieser Umwelt verknüpft. Der folgende Beitrag soll daher die Gedanken auf die sozialen Vorgänge fokussieren, die den Patienten auf seinem Sterbenswege begleiten, auf die Reaktion der sozialen Umwelt auf sein Sterben, d. h. die Reaktion der Familie, der Freunde, der Kollegen, des Krankenhauses, des medizinischen Personals, sowie auf die emotionalen Prozesse, die diese Reaktion der sozialen Umwelt in dem Patienten selbst wiederum hervorrufen.

Es ist in seiner Symbolik immer wieder beeindruckend, ja bedrückend, was vom Patienten in einer Klinik übrigbleibt, nachdem er gestorben ist und das Bett aus dem Zimmer geschoben worden ist: ein Bild auf dem Nachttisch, vorher geliebt, Ausdruck einer emotionalen und sozialen Bindung zu einem anderen Menschen, – jetzt beziehungslos; eine Brille ohne Träger; eine Brieftasche mit Ausweisen, der Identitätskarte, jetzt völlig wertlos geworden, da es keine Identität mehr nachzuweisen gilt, – allenfalls für das Standesamt von Wichtigkeit; ein Ring; ein wenig Geld für die Entlohnung hilfreicher Hände, die jetzt nicht mehr nötig sind; Seife, Zahnbürste, eine Flasche Eau de Cologne: diese jetzt herrenlosen, nutzlosen Dinge waren Ausdruck eines Restes von Leben, das der Sterbende bis zu seinem Tode für sich hat behalten können, des letzten Restes von Identität, von Persönlichkeit, von sozialem Leben. Von der Welt und vom Leben verlassen, hat sich der Patient in der entsetzlichen Einsamkeit des Sterbens mit Ersatzstücken des Lebens umgeben, sich quasi schützend in der Geborgenheit der liebsten und gebräuchlichsten Utensilien seines Lebens, zum Ersatz für das Fehlen der Geborgenheit durch Menschen.

Einsamkeit bis zur völligen Isolation gehört sicher zu den grausamsten Erfahrungen, die der sterbende Patient macht, gerade dann, wenn er Nähe, Geborgenheit und Wärme am dringendsten brauchte (3). *Jörg Wunderli* (20) wünscht sich einfach und klar: „Ich hoffe, daß ich eine warme Hand halten kann, wenn meine Hand kälter und kälter wird." Das ist meist nicht der Fall. Im Gegenteil, dem biologischen Tod eilt der soziale Tod des Sterbenden schon weit voraus. Der soziale Kontakt wird im Verlauf des Sterbens immer geringer, je größer die Hoffnungslosigkeit und die Angst wird. Die Zahl der Besucher, anfänglich noch soviel, daß der Patient sie in der Menge vielleicht gar nicht erträgt, nimmt ab, sowie die Neugier befriedigt ist, oder wenn ersichtlich ist, daß dieser Mensch doch nie mehr in deren Lebenskreis zurückkehren wird. Allenfalls schwillt der Besucherstrom noch einmal an zum Abschiednehmen kurz vor dem Tode, für den Sterbenden ein Signal, daß der Tod wohl nahe sei. Die Schwestern meiden das Zimmer des Sterbenden, wenn er klingelt; sie schauen aber auf der anderen Seite öfter unter irgendeinem Vorwand in das Zummer des Sterbenden herein, aus Neugier, um nachzuschauen, wie es denn nun stehe, – ob es denn soweit sei (12). Das Gespräch wird vermieden. Man ist froh, wenn der Sterbende schläft oder komatös ist. Ist er es nicht, ist er wach, so entfalten Schwestern oft eine besonders hektische äußere Aktivität, um dem sprachlichen Kontakt auszuweichen. Die Aufgabe der Pflege funktioniert leicht als Alibi für die Reduktion der persönlichen seelischen Zuwendung. Bemerkenswert ist die Beobachtung von *Sudnow* (17), daß Patienten, die keine Verwandten haben oder deren Verwandte sich nur wenig oder gar nicht um sie kümmern, am einsamsten sterben: um diese Patienten kümmert sich das ärztliche und das Pflegepersonal ebenso am wenigsten.

Auch die Ärzte nehmen den sozialen Tod dem klinischen Tod vorweg: Bekannt sind Äußerungen wie „da wird nichts mehr draus", „na, der ist schon auf dem Wege zum Himmel". Es wird von einem Objekt geredet, sogar neben dem Patienten am Krankenbett, wie z. B. „Kenne ich die?", oder „das war das metastasierende Colonkarzinom, nicht wahr?" Die Visiten bei den Sterbenden werden kürzer, seltener, gesprächsärmer. Die Redewendungen und Dialoge wiederholen sich täglich, sind dem Sterbenden in der nur gering von Tag zu Tag abgewandelten Gleichförmigkeit bekannt. Dieser spielt das Frage-Antwort-Spiel zumeist mit. Der Arzt ist froh, wenn der Patient keine Fragen stellt; äußert er Schmerzen, ist der Arzt dankbar, mit der Ordination der Schmerzspritzen eine sinnvolle ärztliche Leistung vollbringen zu können, die den Patienten ruhigstellt und den Arzt vor weiteren Fragen schützt (2). Die Zunahme der zugebilligten Schmerzspritzen wiederum versteht der sterbende Patient oft richtigerweise als Signal; sie gibt ihm zu erkennen, daß auch der Arzt die Hoffnung auf Genesung aufgegeben hat (7). Der Besuch des Seelsorgers letztendlich mit der Frage, ob er etwas für den Patienten tun könne, ist ein nächstes, eindrucksvolles Signal für den Patienten, daß die Umwelt ihn offenbar schon aufgegeben hat, insbesondere die medizinische Umwelt. Es ist nur zu verständlich, wenn ein Patient den Priester oft schnell wieder aus dem Zimmer hinauswirft, und sich nicht mit ihm einlassen möchte.

Das eindrücklichste Beispiel für den sozialen Tod ist die „Karriere" des Sterbenskranken durch die einzelnen Zimmer (12): von seiner Wohnung kommt der Patient in die Klinik, in ein Mehrbettzimmer, licht und geräumig. Geht es ihm schlechter, kann er aber noch einmal nach Hause gelassen werden, wird dort der Aktionsradius auf Schlafzimmer und Toilette beschränkt. Geht es ihm noch schlechter, so daß er wieder in die Klinik geschickt werden muß, bekommt er ein Zweibettzimmer zugewiesen, danach evtl., angeblich zur besseren Überwachung, ein Einzelzimmer, das Arztzimme oder das Untersuchungszimmer. Schlimmstenfalls endet diese Karriere auch heute manchmal noch im Badezimmer mit seinen Kacheln, die an den Sektionssaal erinnern. Es gibt Beispiele aus Kliniken in Schweden, wo die Patienten an der Sprache des sie umgebenden Pflegepersonals feststellen, daß sie jetzt auf der Sterbestation angelangt sind, – dann nämlich, wenn sie deren Sprache nicht mehr verstehen können: auf der dortigen Sterbestation machen zumeist ausländische Hilfspflegekräfte die Arbeit. Die Lage der Zimmer z.B., in einer großen Universitätsklinik ist symbolhaft: die größeren Zimmer haben die Fenster nach Südwesten, zur Sonne hin, die Fenster der Einzelzimmer, Badezimmer und Untersuchungszimmer hingegen sind nach Nordosten gerichtet, durch die allenfalls in den oberen Geschossen, und nur im Sommer, die Abendsonne ein ein paar Strahlen hereinschickt. Dies ist die Schattenseite der Klinik.

Im folgenden soll noch ein wenig mehr auf die Stadien des sozialen Verlustes eingegangen werden, den der Sterbende im Verlauf der zum klinischen Tode führenden Krankheit erlebt, bis er den sozialen Tod erleidet.

Eine Krankheit hat an sich schon soziale Konsequenzen, erst recht, wenn es sich um eine lebensbedrohliche, zum Tode führende Krankheit handelt (14). Aus dem Berufsleben mit Plänen und Verpflichtungen herausgerissen, wird der Patient mit der Frage konfrontiert, was aus seiner gesundheitlichen Zukunft wird, ob er sterben muß, ob er noch Chancen hat, ob er wieder wird arbeiten können. Die Sorge um den Arbeitsplatz beginnt, damit auch di Sorge um den finanziellen Verlust, die Sorge um die Versorgung der Familie oder der Kinder. Anfänglich erlebt der Patient noch immer, daß man in der Firma nach ihm fragt, wann er denn nun wieder arbeiten könne: man brauche ihn doch so dringend. Später sagt man ihm , er solle ja nichts überstürzen, sich noch erholen, man hat vorübergehend einen Ersatzmann eingearbeitet. Wieder etwas später muß der Patient doch verstehen, daß man seine Arbeitsplatz mittlerweile endgültig mit einer anderen Person besetzen mußte, und noch später folgt die Frage nach Berentung, die Kündigung, das Arbeitslosengeld. Der soziale Verlust äußert sich ganz real im sozialen Abstieg.

Der Kontakt mit Freunden, Stammtischgenossen oder Schulkameraden wird einseitig: der Patient empfängt Besuche, kann nicht mehr *selbst* besuchen. Kinder erleben den Verlust der Klassengemeinschaft als besonders beeindruckend: Lernen dürfen, in die Schule gehen dürfen wird mit einem Mal zum Privileg, das nur gesunde Kinder besitzen. Die Erlebniswelt des schwerkranken Kindes kennt keinen Fußball, keine Spiele mit Freunden; es ist konfrontiert mit Schmerz, ärztlichen Eingriffen am Körper, Hospitalmauern, Trennung von Mutter, Vater, von Geschwistern. Der Pfefferminztee ersetzt die Limonade oder den Kakao, den Mutter so schön kochen kann. Cola teilt die Schwester nicht aus.

Zum sozialen Verlust gehört auch die Entmündigung (14). Der Patient unterwirft sich dem Krankenhauszeitplan, ordnet sich dem Arzt unter, stellt ungefragt keine Fragen, erkämpft sich bei den Schwestern gute Betreuung durch nicht Klagen, Nichts-Wünschen, sich nicht Vollmachen, nicht Kleckern. Der Verlust der Zeiteinteilung bei längerem Krankheitsverlauf ist ein weiteres Merkmal des sozialen Verlustes; wie oft sieht man die Armbanduhr des Patienten oder den Wecker auf dem Nachttisch stehen, ausdrücklich in Sichtweite gerückt, regelmäßig ausdrücklich aufgezogen, solange es noch geht – in einer Zeit, in der der Patient ja an sich keine Termine mehr hat, die er verpassen könnte; – in der er nur noch einen Termin hat, den Tod. Sterbende Patienten wollen die Zeit nicht aus dem Auge lassen, möchten wissen, wie schnell die verbliebene Zeit verrinnt, wollen bewußt sehen, wie die Zeit tatsächlich und unwiderruflich mit jedem Vorrücken des Sekundenzeigers verstreicht. Demonstrativ war das Verhalten jenes Patienten, der immer sorgfältig darauf achtete, daß er die Tageszeitung seiner Heimatstadt durchlas, auch als er kaum noch lesen konnte. Nie durfte man ihm eine veraltete Zeitung vorlegen, da er das sofort gemerkt hätte, indem er das Datum der Zeitung mit dem der zuletzt gelesenen Zeitung verglich, das er sich auf einem sorgsam gehüteten Zettel notierte. Später, als er kaum noch sehen konnte, las er immer noch die Zeitung, obwohl er sie zumeist verkehrtherum hielt, als wollte er demonstrieren: Ich bin klar, ich nehme das Leben voll wahr, ich bin noch nicht tot!

Ein weiterer Schritt des sozialen Verlustes ist der Verlust der Würde und die Infantilisierung (5). Sätze wie: „Machen Sie sich doch nichts daraus, Sie können ruhig ins Bett machen", kommen nur allzu leicht über die Lippen des Pflegepersonals. Äußerungen der Patienten werden überhört, auf ihre Wünsche wird nur scheinbar eingegangen. Betten von Sterbenskranken werden seltener frisch bezogen als die anderer Schwerkranker, bei denen das Personal noch Hoffnung auf Genesung hat. Erregte, angsterfüllte Patienten werden oft überschießend mit Beruhigungsmitteln versorgt, die Bewußtsein trüben, den Willen lähmen, und den Gedankenfluß unterbrechen. Der schlafende Patient stellt keine unangenehmen Fragen, macht keine Vorwürfe, erfordert keine emotionale Beteiligung (4).

Angst vor dem Sterben und vor dem Tod bedeutet auch Angst vor dem sozialen Verlust: die Angst alles zu verlieren, was lieb und gut gewesen ist, die Mitmenschen, die Verwandten, den Beruf, Freude, Anerkennung. Die Angst, die Wertigkeit des Lebens zu verlieren, die man sich in irgendeiner Form geschaffen oder eingebildet hat. Beherrschend wird die zentrale Frage: warum und wofür habe ich gelebt? Die Angst, vergessen zu werden, die Angst vor Schuld, die Angst vor Fehlern, die man nicht wieder gutmachen kann. Die Angst davor, wie es sein wird, wenn der Tod kommt: wie groß wird meine Angst dann sein? Und schließlich die Angst vor dem Ungewissen: was kommt nach dem Tod? Diese Ängste zu ertragen, ist für den Sterbenden manchmal schwerer, als die Krankheit und die Schmerzen selbst zu ertragen.

Die bekannten, von *Kübler-Ross* (11) erarbeiteten Phasen des Sterbens werden als Determinanten des somatischen *Befindens* und der Progression der zum Tode führenden Krankheit gedacht. Sicher haben diese Phasen aber auch eine soziale Dimension: die zunehmende Wahrnehmung und schließlich die Gewißheit des Kranken, als Sterbender identifiziert zu sein und praktisch behandelt zu werden, der personale Zusammenbruch und der Zwang zur ständigen Umdefinition der eigenen sozialen Identität beeinflussen das psychische Befinden in gleicher Weise wie der körperliche Verfall. Die Emotion der Verleugnung und der Wut sowie des Verhandelns sind verstehbar als Festhalten an der Rolle der Lebenden, derer, die teilhaben an der sozialen Wirklichkeit. Depression und Annahme entsprächen der Wahrnehmung und schließlich der Unterwerfung unter die neue Realität, seinen Platz im Leben aufgeben zu müssen und von den anderen Lebenden, schon ein Stück weit aufgegeben worden zu sein (1).

Die wesentlichste Rolle im sozialen Umfeld des Sterbenden kommt den *Menschen* zu, die mit dem Sterbeprozeß eng verbunden sind, an erster Stelle die Familienangehörigen. Sie machen ähnliche emotionale Stadien durch wie der Patient selbst, quasi als Spiegel der emotionalen Situation des Sterbenden.

Aber auch und gerade wenn der Sterbende komatös ist und selbst keine Sterbensphasen emotional erlebt, zumindest nicht äußert, erleben die Angehörigen für den Patienten die „Phasen des Sterbens": Schock, Verhandeln, Verzweiflung, Zustimmung. Die Mechanismen der Verneinung und der Abwehr sind bei allen Verwandten anzutreffen, sogar mehr noch bei den entfernteren als bei den engeren Verwandten. Alle möglichen Formen der pathologischen und neurotischen Erlebnisverarbeitung des drohenden Verlustes können bei den Verwandten auftreten, und sie können oft eine größere psychotherapeutische Zuwendung erfordern als sie der Sterbende selbst benötigt (15, 8). Als Folge der unterschiedlichen Verarbeitung und Bewertung des drohenden Verlustes durch die einzelnen Familienmitglieder kommt es zu einer Störung der Interaktionsverhältnisse, der Rollenverhältnisse, der intrafamiliären Balance (13). Die Rolle und Funktion des sterbenden Familienmitgliedes übernimmt ein anderes Mitglied, schon im Vorgriff auf die Zeit nach dem Tod. Eine Mutter, die ihr sterbendes Kind pflegt, kommt in Rollenkonflikte, wenn sie z. B. den Ehemann als Sexualpartner vernachlässigt, oder wenn sie alle Liebe dem sterbenden Kind zuwendet und darüber die anderen Kinder vernachlässigt. Der Verlust der Sexualfunktion ist für den lebensbedrohlich Erkrankten selbst schmerzlich genug zu erfahren, fühlt er doch auch zugleich die Bedrohung der Partnerschaft: die Angst, in den Augen des Sexualpartners evtl. wertlos geworden zu sein durch den Verlust der Sexualfunktion wird selten ausgesprochen, obwohl sie die Kommunikation zwischen den Partnern empfindlich beeinflußt. Ebenso selten werden zwischen zwei Partnern, von denen der eine stirbt, Fragen besprochen, die die Zeit nach dem Tode betreffen, z. B. Fragen der Wiederheirat oder der Sorge für die Kinder oder des Testamentes.

Eine weitere wichtige Rolle im sozialen Umfeld der Patienten spielt der behandelnde Arzt, der meist aber nur die Rolle seiner medizinischen Profession ausübt und nur selten zum echten, menschlichen kommunizierenden Partner des Sterbenden wird. Im Gespräch mit dem Angehörigen oder mit dem Patienten über das Leiden des Kranken und die Prognose weicht er aus, spricht nicht mit den Verwandten des Sterbenden über dessen psychische Probleme, über innerfamiliäre Probleme oder soziale Begleitumstände. Er antwortet mit medizinischen Fakten, wenn er als Mensch angesprochen ist.

Der Arzt fürchtet die Begegnung mit dem Sterbenden; ihm ins Auge zu sehen, fällt ihm schwer. Er entschuldigt sich – natürlich auch vor sich selbst – mit „beschäftigt sein", wenn der sterbende Patient auf ihn wartet.

In der gesundheitsorientierten Medizin ist Tod ein Unglücksfall, Sterben ein störender Vorgang, für den die Mediziner an sich ja nicht mehr zuständig sind, abgesehen von den Fällen, in denen eine Reanimation für erforderlich gehalten wird. Der Sterbende blockiert ein Bett; sein Sterben wird geduldet, der Tod eher erwartet.

Nach *Glaser* und *Strauss* (1964) hängen Art und Ausmaß der Zuwendung an Sterbende durch Schwestern und Arzt davon ab, wie der Tod des Patienten als Verlust bewertet wird. In diese Bewertung gehen sicher allgemeine, persönliche und moralische Wertvorstellungen ein. Ein Patient ohne Verwandte, oder ein Patient, dessen Verwandte sich nicht um ihn kümmern, erfährt viel weniger Zuwendung als ein Patient, dessen Verwandte sich intensiv um ihn kümmern und sorgen, insbesondere wenn sie einen ähnlichen sozialen oder Bildungsstatus haben wie die Schwestern oder Ärzte. Angehörige von Heilberufen oder deren Angehörige wiederum haben sicher von vornherein einen Bonus an Zuwendung, wenn sie krank, insbesondere sterbenskrank sind. Verlustgefühl und Zuwendung ist desgleichen größer bei sympathischen als bei unsympathischen Patienten, größer bei jüngeren Patienten, insbesondere bei Kindern, als bei älteren Patienten, größer bei jungen Müttern als bei jungen Frauen ohne Kinder.

Zum sozialen Umfeld der Sterbenden gehören zuletzt auch die Mitsterbenden. Das Sterben und der Tod von Mitpatienten mit ähnlicher Erkrankung oder von Mitbewohnern eines Altenheimzimmers wirkt auf den anderen Sterbenden, der dieses Schicksal noch vor sich hat, weniger erschreckend, als wir erwarten. Im Gegenteil hat der noch nicht Gestorbene Gelegenheit, sich noch einzuüben auf seinen eigenen Tod; er kann tröstende, begleitende oder auch pflegerische Funktionen übernehmen, vielleicht um zu zeigen, wie er selbst als Sterbender es gerne erfahren würde.

Die strukturellen Gegebenheiten der heutigen modernen Zivilisationsgesellschaft führten zur Institutionalisierung des Sterbens. Sterben paßt nicht zu dem Leistungsanspruch unserer Gesellschaft, in der das Leben an Wert verliert, wenn es keine Leistungen mehr einbringen kann. Sterben ist unsozial. Es gehört nicht in die Wohnung der Lebenden. Die Studien z. B. von *Ward* (18) zeigen, daß neben dem körperlichen Problem und dem damit verbundenen Pflegeaufwand des Patienten die emotionale Einstellung der Familienangehörigen, die Familienstruktur, aber auch die Schwäche oder Angst der Familie, sich dem Sterbenden direkt zu stellen, für die Hospitalisation des Sterbenden verantwortlich sind. *Cartwright* (2) und *Isaack* (10) fanden heraus, daß z. B. das an sich gravierende Problem der Inkontinenz bei den im Krankenhaus Sterbenden nicht häufiger anzutreffen war als bei denen, die zu Hause starben. Bei den Sterbenden selbst kann man oft eine eher ambivalente Einstellung zur Frage der Hospitalisation zum Sterben beobachten: auf der einen Seite möchte sie gerne zu Hause, im Kreise ihrer Familie, in ihrer gewohnten Umgebung die letzten Lebenstage verbringen, auch wenn die hygienischen Probleme nicht so gut bewältigt werden können wie im Krankenhaus, auch wenn den Schmerzen nicht so gut begegnet werden kann wie in der Klinik. Auf der anderen Seite möchten sie ihren Verwandten nicht die Belastung der Pflege auferlegen, ihnen ihr Sterben nicht zumuten. Oder sie haben Hemmungen, mit der Einwilligung in die Entlassung nach Hause formal zuzugeben, daß jetzt der Kampf aufgegeben wurde und der Tod nahe bevorsteht (4, 19).

Dringend ist bei allen der Wunsch, daß eine vertraute Person zu Hilfe kommt, wenn Hilfe notwendig ist, zu Hause oder in der Klinik. Diesen Dienst bieten die Sterbekliniken der Hospizbewegung in England und den USA (16) ihren Patienten an: mit den notwendigen Schmerzmitteln versorgt, psychisch und pflegerisch betreut, können die Patienten zu Hause sterben, immer wissend, daß sie wieder in die Klinik zurück dürfen, wenn es unbedingt sein müßte. Die Zahl der für eine solche Betreuung notwendigen Sozialarbeiter, Schwestern und Psychologen ist groß, und es ist nicht zuletzt, wie so oft, ein Problem nicht nur der Ausbildung des entsprechend zu schulenden Personals, sondern auch der finanziellen Möglichkeiten. Es ist sicher ein ökonomisches Problem, das bei allen Wunschvorstellungen nicht übersehen werden kann.

In Abb. 1 sind einigen Formulierungen für individuelles Leben die entsprechenden sozialen Dimensionen gegenübergestellt. Für den sterbenskranken Menschen haben alle diese individuellen und sozialen Dimensionen an Wertigkeit verloren: Fremderhaltung ist unmöglich geworden; der Selbsterhaltungstrieb ist groß, durch die Todesbedrohung aber zugleich beschränkt. Der Sterbende möchte für sich leben, wo er schon nicht mehr für die Anderen leben kann; sein soziales Leben ist zu Ende, sein individuelles Leben eingeschränkt und beschränkt. Der Wert seines Lebens für die Gesellschaft ist verloren, der Wert des Rest-Lebens bis zum Tode sehr fraglich geworden.

Soziale	versus	individuelle Dimensionen menschlichen Lebens
Wert des einzelnen Lebens für die Gesellschaft	–	Wert des Lebens für den Einzelnen
Soziales Leben	–	Individuelles Leben
Für Andere leben	–	Für sich leben
Fremderhaltung	–	Selbsterhaltung

Abb. 1

Gute Sterbebegleitung hätte die Aufgabe und den Sinn, dem Sterbenden ein individuelles Leben auch im Sterben zu ermöglichen, ihn den Wert des Lebens erkennen zu lassen, auch wenn es der letzte Teil des Lebens ist.

Eine gute Sterbebegleitung muß schließlich auch das soziale Leben stärken, damit sie das erzielt, was sie bezweckt: ein erlebenswertes Sterben zu ermöglichen. Menschenwürdiges Sterben ist letztendlich auch eine Frage der Menschlichkeit der sozialen Umwelt der Sterbenden.

Literatur

1 *Begemann-Deppe, M.:* Im Krankenhaus Sterben: Das Problem der Wissenskonstitution in einer besonderen Situation. In: Patient im Krankenhaus. *H. Begemann* (Hrsg.) (1976)

2 *Cartwhright, A., L. Hockey, J.L. Anderson:* Life before Death. Routledge & Kegan Paul, London and Boston 1973

3 *Freyberger, H.:* Grundzüge der psychotherapeutischen Sterbehilfe bei Krankenhauspatienten. Deutsche Krankenpflegezeitschrift (1973) 582–587

4 *Fulton, R.:* Death and Dying: Some Sociological Aspects of Terminal Care. In: Modern Medicine 29 (1972) 74–77

5 *Fulton, R.:* Death and Identity. The Charles Press Publishers Inc., Bowie, Maryland 1976 (revised edition)

6 *Glaser, B.G., A.L. Strauss:* The Social Loss of Dying Patients. American Journal of Nursing. 64 (1964) 119–122

7 *Glaser, B.G., A.L. Strauss:* Awareness of Dying. Chicaco, Aldine Publishing Company, 1965

8 *Gordon, B.N., B. Kutner:* Long Term and Fatal Illness and the Family. Journal of Health and Human Behaviour 6 (1965) 190–196

9 *Hinton, J.:* Approaching Death. In: Modern Trends in Psychosomatic Medicine. (O. Hill, Ed.) 3 (1976) 471–489

10 *Isaacs, B., A. McKechan,* et al.: The Concept of Pre-Death. The Lancet (1971) 1115–1119

11 *Kübler-Ross, E.:* Interviews mit Sterbenden. Kreuz-Verlag, Stuttgart-Berlin (1973)

12 *LeShan, L., M.L. Gassmann:* Some observations on Psychotherapy with Patients Suffering from Neoplastic disease. American Journal of Psychotherapy 12 (1958) 723–734

13 *Maddison, D., B. Raphael:* The Familiy and the Dying Patient. Unpublished Paper 1976
14 *Rohde, J.J.:* Soziologie des Krankenhauses. Stuttgart (1962)
15 *Schoenberg, B.* et al.: Psychological Management in Medical Practice. New York, London (1970)
16 *Saunders, C.M.:* The Management of Patients in the Terminal Stage. In: *G.N. Vernon* (Hrsg.), Sociology of Death. Ronald Press Comp., New York, 1970
17 *Sudnow, D.:* Passing on: The Social Organisation of Dying. Englewood Cliffs, New Jersey, 1967
18 *Ward, A.:* Terminal Care in malignant Disease. Soc. Sci. & Med. 8 (1974) 413–420
19 *Wilkes, E.:* Terminal Cancer at Home. Lancet 1 (1965) 799
20 *Wunderli, J.:* Euthanasie oder über die Würde des Sterbens. Ein Beitrag zur Diskussion. Klett-Verlag, Stuttgart 1974

Was wissen denn schon die Kinder?

Georg Wolff

Ich möchte versuchen, den Leser für einen Moment ein Stück des Weges in die Konfrontation mit sterbenskranken Kindern zu führen, in Gedanken und quasi im Zeitrafferverfahren. Wir werden zwischen Krankenzimmer und Bibliothek pendeln, zwischen Betroffenheit, Angst und dem Versuch, die relevante Literatur zusammenzufassen.

Schon die gedankliche Konfrontation mit sterbenskranken Kindern ruft eine Fülle von Fragen hervor: „Was wissen die sterbenskranken Kinder über ihre Situation?" – „Wissen sie, daß sie sterben werden?" – „Was denken und was erleben sie?" – und hinter diesen akademischen Fragen tauchen sofort und bedrohlich-bedrängend ganz persönliche Fragen auf: „Wie kann ich mit einem solchen Kind umgehen?" – „Muß ich mit ihm über Sterben und Tod reden?" – „Wie soll ich mit seinem Verhalten fertig werden, wenn es schweigt, nicht essen will oder aggressiv wird, weint?" – „Wie denke ich über meinen Tod?" – „Wie nehme ich seine Unausweichlichkeit wahr?"

Es gibt verschiedene Wege, auf denen diese erste noch gedankliche Konfrontation fortgesetzt werden kann: Ich gehe in das Krankenzimmer des Kindes, mit Angst, feuchten Händen und Sorge, etwas Falsches sagen zu können; Ungewißheit, was ich sagen soll. Oder aber ich gehe, da noch so viele Fragen offen sind, in die Bibliothek. Das ist erst doch einmal leichter. Oder ich schiebe die Konfrontation auf. Oder ein anderes Thema wird wichtiger, ich vergesse die Konfrontation.

Gehen wir für einen Moment in die Bibliothek. Etwa 250 bis 300 psychologisch orientierte Veröffentlichungen über sterbenskranke Kinder und deren Interaktionen mit ihrer Familie und dem Krankenhauspersonal erschienen im Verlauf der zwei vergangenen Jahrzehnte, sprunghaft zunehmend (*Poteet,* 1976): Überwiegend Fallberichte ausgehend von Einzelerfahrungen mit wenigen Kindern, oftmals Berichte, die gar nicht mal auf der direkten Konfrontation mit sterbenskranken Kindern beruhen und auch Literaturberichte, die wieder und wieder die Erfahrungen anderer zusammenfassen. Es sieht so aus, als hätten viele dieser Veröffentlichungen auch die Funktion, daß ihr Schreiber auf diese Weise seine direkte oder auch indirekte Konfrontation mit sterbenskranken Kindern zu bewältigen versucht.

Antworten auf die Frage, welche Vorstellungen Kinder über Sterben und Tod haben, finden wir bisher fast ausschließlich bei Untersuchungen, die sich auf *gesunde* Kinder beschränkten. Die Befunde beruhen hauptsächlich auf den Untersuchungen von *Schilder* und *Wechsler* (1934), *Nagy* (1948) sowie *Stern* (1957). Kurz zusammengefaßt besagen sie, daß für gesunde Kinder bis zum Alter von 3–4 Jahren der Tod als Lebensvernichtung noch nicht konzipierbar ist, der Gegensatz tot-lebendig noch nicht erfaßt wird. Tod ist allenfalls zeitliche, aber reversible Trennung. Mit etwa 5–6 Jahren gewinnt die Vorstellung allmählich Gestalt, andere könnten durch das mehr oder weniger zusammenfällige, willkürliche Eingreifen einer tötenden Macht zu Tode kommen. Das Sterben durch Krankheit oder Alter hat noch keine Realität. In den folgenden Jahren reichert sich der Bedeutungszusammenhang inhaltlich mehr und mehr an und nähert sich zunehmend dem Todesbild der Erwachsenen. Mit 9–10 Jahren wissen gesunde Kinder in der Regel, daß Sterben und Tod auch für sie selbst eine zukünftige Realität sein wird; durch Gewalt, Krankheit oder allmähliches Verlöschen.

Bei lebensbedrohlich erkrankten Kindern gibt es bisher trotz der Fülle der Veröffentlichungen keine systematischen Untersuchungen darüber, ob bei ihnen die Entwicklung der Vorstellungen über Sterben und Tod ähnlich verläuft wie bei gesunden Kindern oder nicht. Aber wissen sie denn, daß das bevorstehende Sterben sie selbst betreffen wird, und in welchem Alter wissen sie es?

Wir müssen Einzelbeobachtungen zusammentragen und zugleich zwischen direkten und indirekten Äußerungen unterscheiden. Vereinzelt werden in der Literatur direkte verbale Äußerungen von kranken Kindern schon unter fünf Jahren darüber mitgeteilt, daß sie wußten, ihnen könne nicht mehr geholfen werden, und daß sie sterben müßten. (*Bennholdt-Thomsen,* 1959; *Green,* 1967; *Vernick* et al., 1965). Häufiger dann, aber immer noch vergleichsweise selten, werden solche direkten Äußerungen von Kindern zwischen 6 und 9 Jahren berichtet. Und obwohl es bisher keine Information darüber gibt, wie viele der lebensbedrohlich erkrankten Kinder realisieren, daß sie sterben müssen, stimmen viele Beobachter darin überein, daß die meisten Kinder vom Beginn des Schulalters an um die Schwere und Bedrohlichkeit ihrer Krankheit und oft auch um ihr bevorstehendes Sterben wissen (*Binger* et al., 1969; *Braun,* 1976; *Green,* 1967; *Spinetta,* 1974; *Waechter,* 1971).

So müssen wir davon ausgehen, daß lebensbedrohlich erkrankte Kinder früher als ihre gesunden Gleichaltrigen wahrzunehmen scheinen, daß die aus der Erkrankung resultierende Lebensbedrohtheit zu einem vorzeitigen Ende ihres Lebens führt; daß sie früher als die gesunden Kinder erspüren, daß ihre Angst im Krankenhaus nicht allein aus Ängsten vor Trennung und Verlassenwerden (wie bei den Vorschulkindern) oder aus Mutilationsängsten (wie bei den Kindern zwischen 6 und 9 Jahren), sondern auch aus Ängsten vor Sterben und Tod, aus Ängsten vor Kränker- und Hilfloswerden, aus Bedrohtsein resultiert.

Woraus gewinnen diese Kinder dieses verfrüht erscheinende Wissen?

Verlassen wir nun die Bibliothek und wagen wir uns in das Krankenzimmer des Kindes. Warum „wagen"? Wir kommen mit Angst, sind wie fixiert auf die Ängste vor dem bevorstehenden Sterben des Kindes. Wir bringen das Wissen darüber mit. Und wir suchen nach der Entlastung durch ein befreiendes, offenes Gespräch, vor dem uns nur wieder die Angst zurückhält, das Kind könnte Verzweiflungsreaktionen zeigen. Oder es könnte uns direkt mit einer Frage nach seinem Sterben konfrontieren. Wir bringen das Wissen um die Lebensbedrohlichkeit der kindlichen Krankheit mit in den Raum und zugleich signalisieren wir, daß darüber nicht gesprochen werden darf. Und wo wir doch eigentlich Unruhe erwarten müßten, vielleicht auch Panik und Verzweiflung, da herrscht zunächst nur Schweigen. Das Schweigen über all die Dinge, die das Kind und mich jetzt eigentlich bewegen. Schweigend haben wir eine Übereinkunft darüber getroffen, daß wir über unsere Ängste und Beunruhigungen nicht sprechen wollen. Und so hangeln wir uns zunächst an Belanglosigkeiten entlang. Es dauert einige Zeit, bis wir merken, wie sehr wir selbst zu dem Schweigen beitragen, wie sehr wir das kindliche Verhalten mitbestimmen, da wir uns ja selbst in die Konfrontation mit dem Kind einbringen. Und es dauert auch einige Zeit, bis wir uns von der Angst losmachen können, bis wir merken, daß wir es *jetzt* doch mit einem *lebenden* Kind zu tun haben, und daß wir uns seinem jetzigen Erleben, Befinden und seinen Bedürfnissen zuwenden können.

Diese Erfahrung wirkt wie eine Erleichterung. Mit der Zeit wird es möglich, zumindest für Momente, die Unabänderlichkeit der Lebensbedrohtheit des Kindes anzunehmen. Dazwischen wieder Momente, in denen Angst und Abwehr wachsen, und wir der Beschäftigung mit den sterbenskranken Kindern ausweichen wollen.

Wir gehen in die Bibliothek zurück. Wir suchen nach den Erfahrungen, die andere in der Interaktion mit sterbenskranken Kindern gemacht haben. Wir suchen nach weiteren Begründungen für das Schweigen, beim Kind wie bei uns. Wir suchen danach, warum die Kinder so selten direkt-verbal ihr Wissen äußern. Wir wollen sehen, welche nicht-direkten, non-verbalen Formen der Angst- und Wissensäußerung sterbenskranke Kinder zeigen, und wie sie von den Beobachtern beurteilt wurden.

Wieder müssen wir Einzelbeobachtungen zusammentragen: denn es gibt noch keine systematischen, langzeitlich angelegte Untersuchungen über Interaktionen mit sterbenskranken Kindern mit Ausnahme einzelner Fallberichte. Und es gibt noch keine systematischen Erfassungen von Erlebens- und Verhaltensverläufen bei Kindern im Verlauf der Krankheit.

Das emotionale Milieu, in dem das lebensbedrohlich erkrankte Kind lebt, ist in der Regel einerseits durch das Wissen über das bevorstehende Sterben, andererseits durch die Leugnung und Abwehr der damit verbundenen Gefühle und durch Mißverständnisse charakterisiert. So verständlich, nachvollziehbar und u. U. auch psychisch stabilisierend für die Beteiligten die Abwehr ist, so belastend und beengend sind u. U. ihre Folgen.

Für das Krankenhauspersonal wie für die Eltern der Kinder gibt es mannigfache Gründe für die Leugnung und Abwehr der Gefühle, allen voran vielfältige Ängste:

– eigene Todesängste (*Schowalter,* 1970);

– Angst, die Selbstkontrolle verlieren zu können und in eine Kette von Emotionen verstrickt zu werden (*Aries,* 1976);

– Angst davor, mit dem eigenen Erleben nach Arbeitsschluß allein gelassen zu werden;

– Angst und Unsicherheit davor, die eigentlichen Aussagen hinter den direkten oder vor allem den indirekten kindlichen Äußerungen nicht verstehen zu können;

– Angst davor, andere könnten von einem verlangen, mit dem Kind über die Krankheit und damit über Sterben und Tod reden zu müssen, wo doch die Sorge besteht, mit den zu erwartenden Gefühlsausbrüchen des Kindes nicht fertig werden zu können;

– Angst davor, das Kind zu sehr ängstigen zu können, und schließlich

– Angst davor, die letzte Hoffnung endgültig aufgeben zu müssen.

Aus diesen Ängsten und Unsicherheiten resultieren Verhaltensweisen und Mißverständnisse bei uns, die für die Kinder beunruhigend und rätselhaft sein müssen:

– wir müssen so tun, als hätten wir keine Angst vor dem Sterben;

– wir müssen so tun, als könnten wir unsere Selbstkontrolle stets wahren, obwohl unsere Stimme zittert, wir uns beim Sprechen verschlucken und viele Zeichen von Gespanntheit zeigen.

– wir glauben, durch Schweigen und Umgehen die Kinder vor der Konfrontation mit dem Unausweichlichen schützen zu können (*Vernick* et al., 1965);

– wir glauben, da die Kinder ja schweigen, daß sie mit niemandem über ihre Ängste sprechen wollen;

– wir mißverstehen, daß es unmöglich ist, daß sich unser Verhalten einem sterbenskranken Kind gegenüber nicht verändert, genauso, wie es unmöglich ist, daß das Kind diese Veränderung nicht bemerkt (*Schowalter,* 1970);

– wir glauben und hoffen, die Kinder wüßten nicht um die Bedrohlichkeit ihres Zustandes (*Binger* et al., 1969; *Green,* 1967; *Schowalter,* 1970);

– wir sind übergeschäftig, überfürsorglich, nachgiebig, zuversichtlich, bagatellisierend – und immer in Eile (*Green,* 1967; *Karon* et al., 1968; *Koop,* 1969; *Richmond* et al., 1955; *Schowalter,* 1970; *Steinhausen,* 1976);

– und wir spüren so viele Momente der Unzulänglichkeit, und so selten Momente der Ruhe, in der das Sterben des Kindes akzeptiert ist.

Aber die Kinder spüren in der Regel, wie die Eltern und wir oft nur mit Mühe die Angst, Rat- und Hilflosigkeit zu verbergen suchen. Sie bekommen so die Signale, daß über die eigentlich erlebten Gefühle, Befürchtungen und Ängste nicht gesprochen werden darf. Dabei gehören zu diesen Befürchtungen und Ängsten bei den meistens lebensbedrohlich erkrankten Kindern gar nicht einmal bewußte Sterbens- und Todesängste. Wie die meisten Erwachsenen können und wollen auch die meisten Kinder gar nicht über die Ängste im direkten Zusammenhang mit Sterben und Tod sprechen, es sei denn im Rahmen eines schon länger bestehenden Vertrauensverhältnisses zu den Eltern oder einem Erwachsenen, mit dem eine Kommunikation auf der Gefühlsebene möglich ist. Es gibt in der Literatur wie auch in unserer eigenen Erfahrung beeindruckende Beispiele dafür, wie befreiend und zugleich beruhigend der Moment war, in dem die Angst vor dem Sterben, das Wissen um das bevorstehende Sterben direkt ausgesprochen werden konnte ohne zugleich zugedeckt werden zu müssen. Solche Momente werden wahrscheinlich immer die Ausnahme bleiben, häufiger vielleicht geschehen, wenn die Kinder zu Hause sterben, als wenn sie in der Klinik sterben.

Viel häufiger aber sind es die Ängste, die man vielleicht als Vorfeldängste bezeichnen könnte, die im Erleben des kranken Kindes im Krankenhaus dominieren. Diese Vorfeldängste sind es, die unserer Aufmerksamkeit bedürfen. Sie sind den Sterbens- und Todesängsten zeitlich wie erlebnismäßig vorgelagert, resultieren aus unterschiedlichen Anlässen und nehmen vielfältige Formen an. Anlässe für diese Ängste sind die beunruhigenden Rätsel aus dem veränderten, und für das Kind oft unerklärlichen Verhalten des Klinikpersonals und vor allem der eigenen Familie nach der Diagnosestellung. Anlässe sind Gefühle der Hilflosigkeit und Verlassenheit, die sich aus der Trennung, aus der Krankheit und aus der Erfahrung ergeben, daß das Kind oft keine verständlichen Erklärungen bekommt für das veränderte Verhalten der Erwachsenen, für medizinisch notwendige Prozeduren und dafür, daß ihm diese Erklärungen vorenthalten werden.

Zu den verschiedenen Angstformen gehören dann die Ängste vor dem Alleingelassenwerden, vor medizinischen Prozeduren und vor den für das Kind rätselhaften Verhaltensweisen von Klinikpersonal und Eltern sowie Ängste, die aus abgewehrten Gefühlen der Wut, des Sich-wehren-Wollens und Enttäuschung resultieren. Es sind diese Vorfeldängste, mit denen Eltern und Klinikpersonal am häufigsten konfrontiert werden. Viele kranke Kinder können auch diese Ängste nicht äußern, da sie sonst Gefahr laufen, das Krankenhauspersonal und die Eltern zu belasten und zu verärgern, wo sie doch auf deren Hilfe angewiesen sind (*Karon* et al., 1968). Sie können die Ängste nicht äußern, weil sie ihren Eltern Kummer und Schmerz ersparen wollen und mit den zu erwartenden reaktiven Gefühlen der Eltern nicht fertig werden können (*Schowalter,* 1970; *Friedman* et al., 1963). Sie können die Ängste nicht äußern, denn allzuoft interpretieren die Kinder die eigene Erkrankung als Bestrafung und geraten in die Resignation (*Schowalter,* 1970). Und sie schweigen schließlich, weil sie auf ihre vielen beunruhigenden Fragen keine Antworten bekommen, aber doch Angst vor dem Verlust des menschlichen Kontaktes haben (*Karon* et al., 1968; *Waechter,* 1971).

In Bezug auf diese jetzt erlebbaren Ängste können wir die Kinder ansprechen. Wir können ihre jetzige Befindlichkeit zum Inhalt der Gespräche machen und den Kindern auf diese Weise signalisieren, daß wir bereit sind, auf der emotionalen Ebene mit ihnen zu kommunizieren. Mehr und mehr werden die Kinder dann u. U. Mut bekommen, auch zentralere Ängste anzusprechen: oft noch symbolisch-verdeckt: eine verwelkende Blume im gezeichneten Bild, eine Phantasie über einen möglichen kriegerischen Angriff, die Angst vor Feuer. So testen die Kinder uns, ob wir bereit sind, auf Angstinhalte einzugehen. Viel häufiger aber als Worte, Zeichnungen und Phantasien äußern die Kinder ihre Ängste, ihr Wissen und ihr Erleben des bedrohlich Erkranktseins über das Verhalten, indirekt, nicht-sprachlich. Um die möglichen Verhaltensweisen beschreiben zu können, müssen wir wieder Einzelbeobachtungen zusammentragen. Denn die meisten Befunde über Erlebnisse, psychische Reaktionen und Verhaltensänderungen bei lebensbedrohlich erkrankten Kindern sind bisher über das Stadium einer unsystematischen, klinisch-kasuistischen Beschreibung nicht hinausgekommen.

Im Verhalten der Kinder werden Angst, Furcht und überängstliche Reaktionen am häufigsten beschrieben, weiterhin Depressionen und Apathie, Schulangst, Isolation und Kommunikationseinschränkung sowie psychosomatische Symptome (z. B. *Green,* 1967; *Yudkin,* 1967; *Burgert,* 1972; *Hertl,* 1974; *Spinetta* and *Maloney,* 1975; *Lansky* et al., 1975; *Waechter,* 1971; *Braun,* 1976). Verhaltensänderungen bei den lebensbedrohlich erkrankten Kindern werden häufig als sog. „Verhaltensstörungen" beschrieben. Soweit diese spezifisch benannt wurden, gehören dazu: „passive Resignation" (*Richmond* und *Waisman,* 1955), „Verhaltensprobleme im Elternhaus zwischen den Krankenhausaufenthalten" (*Chodoff* et al., 1964; *Friedman* et al., 1963), „Mangel an Anpassungsfähigkeit an die Notwendigkeit von Klinikbesuchen" (*Spinetta* und *Maloney,* 1975), „Depressives Verhalten; mangelndes Interesse an Dingen des täglichen Lebens, unbegründete Wut- und Zornesausbrüche, Voreingenommenheit gegenüber den Ärzten, Eltern und Versuche, offensichtliche Krankheitssymptome zu verbergen (*Braun,* 1976), schließlich: „Ablehnung, oppositionelles Verhalten und Haß den Eltern gegenüber" (*Steinhausen,* 1976). Diese sog. „Verhaltensstörungen" werden in einigen Arbeiten als Folge von nichtverarbeiteten Ängsten sowie Verlassenheits- und Bedrohtheitsgefühlen benannt (z. B. *Richmond* und Waisman, 1955; *Friedman* et al., 1963; *Lansky* et al., 1975), in anderen als „mißlungene Anpassungs- und Bewältigungsversuche" (z. B. *Steinhausen,* 1976). In den meisten Arbeiten werden keine Erklärungsversuche für diese sog. „Verhaltensstörungen" angeboten.

Die Interpretation und Behandlung der genannten kindlichen Verhaltensänderungen als sog. „Verhaltensstörungen" ist falsch. Sie sind auch keine „mißlungenen Anpassungs- und Bewältigungsversuche". Wie die meisten sogenannten kindlichen Verhaltensstörungen könnte man auch diese genannten Reaktionen sterbenskranker Kinder vielleicht zutreffender als „Signalverhalten" bezeichnen (*Wolff,* 1978). Sie sind die im jeweiligen Moment möglichen Verhaltensweisen. Sie signalisieren, daß das betreffende Kind in einer ganz besonderen existentiellen Situation ist, lebensbedrohlich krank und in seiner direkten Kommunikation eingeschränkt. Es signalisiert, daß es damit nicht fertig wird. Und wie könnte es, wo es uns selbst so wenig gelingt.

Wie würden wir uns verhalten, wären wir selbst lebensbedrohlich erkrankt? Das Signalverhalten der Kinder kann nicht einfach wegtherapiert werden: es stellt eine Herausforderung dar an unsere Phantasie, herauszufinden, was es signalisiert. Das Schweigen spiegelt unser Schweigen wider, die Resignation unsere Resignation, Konzentrationsstörung unsere Unruhe. Widerstände gegen die Behandlung sind oft Folge einer unzulänglichen Begründung für das Kind; die scheinbar unbegründeten Wut- und Ärgerausbrüche Ausdruck für Enttäuschung, nicht ernst genommen worden zu sein, nicht die Möglichkeit zu bekommen, zu zeigen, daß auch ein Gespräch über das Sterben verkraftbar sein kann.

Solange das Verhalten der Kinder als nur als störendes, gestörtes Verhalten gesehen wird, könnte es geschehen, daß das reife, verständnisvolle, unerhört mutige, ja manchmal weise Verhalten sterbenskranker Kinder übersehen wird. „Wir Kranken müssen ja wohl auf die Gesunden Rücksicht nehmen", sagte ein 14jähriger kurze Zeit bevor er starb.

Wo liegt die Störung? Vielleicht in unserer Erwartung, das Kind würde trotz lebensbedrohlicher Erkrankung sein Verhalten nicht ändern? In unserer Erwartung, das Kind müsse nur dies störende Verhalten wieder ablegen und alles wäre gut?

Was wissen denn schon die Kinder . . . ? Sie machen uns deutlich, wie wenig wir wissen.

Literatur

Aries, P.: Studien zur Geschichte des Todes im Abendland. Hanser Verlag, München und Wien, 1976

Bennholdt-Thomsen, C.: Sterben und Tod des Kindes. Deutsche Med. Wschr. 33 (1959) 1437–1442

Binger, C.M., A.R. Ablin, R.C. Feuerstein, J.H. Kushner, S. Zoger, C. Mikkelsen: Childhood Leukemia. The New England Journal of Medicine 280 (1969) 414–418
Braun, O.H.: Das sterbende Kind und seine seelischen Probleme. Der Kinderarzt 7 (1976) 155–162
Burgert, E.O.: Emotional Impact of Childhood Acute Leukemia. Mayo Clinic Proc. 47 (1972) 273–277
Chodoff, P., St. B. Friedman, D.A. Hamburg: Stress, Defenses and Coping Behavior: Observations in Parents of Children with Malignant Disease. Amer. J. Psychiat. 120 (1964) 743–749
Friedman, S.B., P. Chodoff, J.W. Mason, D.A. Hamburg: Behavioral Observations on Parents Anticipating the Death of a Child. Pediatrics 32 (1963) 610–625
Green, M.: Care of the Dying Child. Pediatrics 40 (1967) 492–497
Hertl, M.: Die Eltern von Kindern mit Krebs und Leukämie. Deutsches Ärzteblatt 15 (1974) 1101–1188
Karon, M., J. Vernick: An Approach to the Emotional Support of Fatally Ill Children. Clinical Pediatrics 7 (1968) 274–280
Koop, C.E.: The Seriously Ill or Dying Child: Supporting the Patient and the Family. Pediatric Clinics of North America 16 (1969) 555–564
Lansky, S.B., J.T. Lowman, T. Vats, J.-E. Gyulay: School Phobia in Children with Malignant Neoplasms. Am. J. Dis. Child. 129 (1975) 42–46
Nagy, M.: The Child's Theories Concerning Death. The Journal of Genetic Psychology 73 (1948) 3–27
Poteet, H.G.: Death and Dying, Bibliography 1950–1974. The Whitston Publ. Comp. Troy, New York 1976
Richmond, J.B., H.A. Waisman: Psychologic Aspects of Management of Children with Malignant Diseases. American Journal of Diseases of Children 89 (1955) 42–47
Schilder, P., D. Wechsler: The Attitudes of Children toward Death. The Pedagogical Seminary and Journal of Genetic Psychology 45 (1934) 406–451
Schowalter, J.E.: The Child's Reaction to His Own Terminal Illness. In: *Schoenberger, B., A. Carr, D. Peretz* et al. (Hrsg.): Loss and Grief: Psychological Management in Medical Practice. Columbia University Press, New York 1970
Spinetta, J.J.: The Dying Child's Awareness of Death: A Review. Psychological Bulletin 81 (1974) 256–260
Spinetta, J.J., L. Maloney: Death Anxiety in the Cutpatient Leukemia Child. Pediatrics 53 (1975) 1034–1037
Steinhausen, H.Ch.: Psychologische Probleme und Aufgaben bei bösartigen Krankheiten im Kindesalter. Klinische Pädiatrie 188 (1976) 489–498
Stern, E.: Kind, Krankheit, Tod. Ernst Reinhardt-Verlag. München-Basel 1957
Vernick, J., M. Karon: Who's Afraid of Death on a Leukemia Ward? Amer. J. Dis. Child 109 (1965) 393–397
Waechter, E.H.: Children's Awareness of Fatal Illness. American Journal of Nursing 71 (1971) 1168–1172
Wolff, G.: Kindliche Verhaltensstörungen als sinnvolles Signalverhalten. Zeitschrift für Heilpädagogik 29 (1978) 145–155
Yudkin, S.: Children and Death. The Lancet 1 (1967) 37–41

Die Begleitung des Sterbenden in der Ausbildung zu Krankenhausseelsorgern

Hans-Christoph Piper

Ich erinnere mich noch gut, als mir das erste Protokoll eines Gesprächs mit einem Sterbenden in die Hände kam. Das war während eines Kurses in den Niederlanden 1969, in dem Jahr, in dem *Elisabeth Kübler-Ross'* Buch „On Death and Dying" erschien. Auch das erwähnte Protokoll hatte ein Teilnehmer aus Amerika mitgebracht. Es bedeutete für uns, obgleich wir alle mehr oder weniger intensiv in der Seelsorgearbeit standen, eine kleine Sensation. Bis dahin hatten wir es eigentlich nicht für möglich gehalten, daß man mit Sterbenden ein wirkliches Gespräch führen konnte, in dem auch ihre derzeitige Befindlichkeit nicht ausgespart blieb.

Inzwischen sind eine ganze Reihe von Jahren ins Land gegangen. Wenn wir die Kurse der Klinischen Seelsorgeausbildung überblicken, die wir seit 1970 in Hannover durchführen, so fällt auf, daß die Anzahl der in diesen Kursen vorgelegten Gespräche mit Sterbenden von Jahr zu Jahr gewachsen ist. Heute tragen diese Kurse teilweise den Charakter von Seminaren, die sich mit dem Thema Tod und Sterben und der Problematik der Begleitung Sterbender beschäftigen. Wenn ich meine eigene seelsorgerische Tätigkeit rückblickend zu überschauen versuche, so fällt mir auf, wieviel rascher vital bedrohte Patienten mir gegenüber über ihre Situation sprechen, und dies in einer mich oft bestürzenden Offenheit. Wie ist diese Entwicklung zu deuten? Ich glaube, es liegt nicht allein daran, daß es tatsächlich gelungen ist, einen Einbruch in das Tabu des Todes und des Sterbens zu erzielen. Die nicht mehr zu überschauende Literatur zu diesem Thema könnte ein Indiz dafür sein. Für mich persönlich meine ich allerdings beobachten zu können, daß ich in den letzten Jahren allmählich und für mich selbst kaum bemerkbar Abwehrmechanismen und Abwehrregungen abgebaut habe, mit denen ich selbst derartige Gespräche verhindert habe. Das wird mir allerdings erst in der letzten Zeit bewußt. Meine eigenen Barrieren im Kontakt mit sterbenden Patienten sind mir in ihrer Tragweite und ihrer Tiefe so nicht bewußt gewesen. Und ich bin beeindruckt davon, wie lange es dauern kann und mit welcher schwierigen seelischen Arbeit es verbunden ist, bis es einem gelingt – ich will vorsichtiger formulieren: bis es einem hier und da gelingt, eine wirkliche Beziehung zu einem Menschen einzugehen, die es diesem ermöglicht, auszusprechen, was ihn zutiefst bewegt.

Nach dieser Beobachtung aus meiner persönlichen beruflichen Tätigkeit und unseren Trainingskursen möchte ich nun zunächst unser Ausbildungsmodell skizzieren, dann einige Ergebnisse mitteilen und schließlich in einem

Ausblick formulieren, was ich mir für die Zukunft wünsche, und was ich für notwendig erachte.

Wir sind an der Medizinischen Hochschule ein kleines Team von Seelsorgern. Ein- oder zweimal im Jahr bieten wir ein Training für Kollegen und kirchliche Mitarbeiter an. Es dauert drei Monate oder – für Interessenten, die sich nicht für ein viertel Jahr aus ihrer Arbeit freimachen können – zweimal sechs Wochen mit einem einjährigen Abstand dazwischen. Für die Zeit des Trainings sind die Teilnehmer Mitarbeiter des Klinikpfarramts und bekommen einen begrenzten Arbeitsbereich zugewiesen, in der Regel eine Station, auf der sie seelsorgerisch tätig sind. Von den Gesprächen, die dabei geführt werden, vor allem von solchen, die ihnen selbst unklar und undurchsichtig geblieben sind, fertigen die Teilnehmer Gedächtnisprotokolle an, die sie dann in den regelmäßigen Sitzungen der Gruppe – sie besteht aus acht bis neun Teilnehmern – vorlegen. Die Gespräche werden daraufhin untersucht, ob die beiden Gesprächspartner einander verstanden haben, an welchen Stellen die Kommunikation blockiert war, welche Gründe dieser Blockade zugrunde liegen, welche Erwartungen der Gesprächspartner an den Seelsorger hatte, ob der Seelsorger seiner Rolle gerecht geworden ist und schließlich, wie er den Kontakt hilfreich fortsetzen kann.

Diesem Verfahren liegt ein bestimmtes Lernmodell zugrunde, das davon ausgeht, daß wir mittels unserer eigenen Erfahrungen lernen. Das, was uns widerfährt, muß zu unserer Erfahrung werden. Dazu ist es unabdingbar notwendig, daß wir das, was uns widerfuhr, zur Sprache bringen. Dazu brauchen wir Gesprächspartner, die zuhören und ihrerseits ihre eigenen Erfahrungen mit einbringen. Diese Funktion übt die Gruppe aus. Nur zur Sprache gebrachte Erfahrung wird zu *meiner* Erfahrung. Ich kann das, was ich erlebt habe, integrieren. Ich mache auf diesem Weg ein Stück Lernprozeß durch, der in drei Monaten bei täglicher Gruppensitzung eine große Dichte und Intensität erhält. Parallel dazu wird mit gleicher Aufmerksamkeit und Intensität der gruppendynamische Prozeß, den die Gruppe durchläuft, von den Supervisoren begleitet und für den Lernprozeß fruchtbar gemacht. Es ist immer wieder auffallend – wenn auch allzu verständlich –, wie Kommunikationsstörungen im Kontakt mit Patienten ihre genauen Entsprechungen in dem Umgang miteinander in der Gruppe haben und sich sogar in der Kommunikationsform der Predigt niederschlagen.

Ich muß es mir versagen, die von uns bevorzugten Supervisionstechniken ausführlich zu beschreiben. Mir scheint aber noch folgendes wichtig zu sein. Ich setze voraus, daß das Arbeitsmodell von *Kübler-Ross* dem Leser vertraut ist. Im Unterschied dazu sind wir nicht von vornherein darauf aus, mit Sterbenden zu sprechen. Uns ist an einem möglichst unbefangenen und unvoreingenommenen Kontakt gelegen, auch was das Wissen um die Diagnose betrifft. In den meisten Fällen wissen wir nicht, wenn wir uns vorstellen und zum Gespräch anbieten, mit wem wir es zu tun haben und wie es um den

Patienten stellt. Das hat dazu geführt, daß wir auf ganz bestimmte Signale aufmerksam geworden sind, die wir immer wieder zu hören bekommen und die wir erst langsam in ihrer Bedeutung – etwa im Blick auf eine drohende Krise – zu verstehen gelernt haben. Ich werde darauf zurückkommen, wenn ich von den Erkenntnissen und Ergebnissen spreche, die wir auf diese Weise gewonnen haben. Wir sind auch nicht drauf aus, Patienten zu interviewen. Wir bieten uns ihnen zum Gespräch an. Das führt dazu, daß wir entdecken, welche Bedürfnisse und Erwartungen der Patient gerade uns gegenüber – vielleicht im Unterschied zu den anderen Berufen, die sich in der Klinik um ihn kümmern – hegt. Auch darüber möchte ich später noch etwas sagen. Was der bleibende Beitrag der Arbeit von *Kübler-Ross* auch für uns ist, liegt in der Erkenntnis begründet, daß es unumgänglich notwendig ist, das, was in uns selber im Kontakt mit leidenden und sterbenden Menschen angerührt wird, zu erkennen und zu verarbeiten – um unserer selbst willen (wir drohen sonst, kommunikationsunfähig zu werden) und um des Menschen willen, der unseren Kontakt sucht.

Ich möchte nun auf einige Ergebnisse zu sprechen kommen – soweit wir überhaupt nach einer so kurzen Zeit bereits von gesicherten Ergebnissen sprechen können –, auf einige Erfahrungen, die es mir wert erscheinen, daß ich sie weitersage.

Bei einer Besprechung mit allen Mitarbeitern einer Station einschließlich des für diese Station zuständigen Seelsorgers kam die Rede auf einen wenige Tage zuvor gestorbenen Patienten, der als schwierig gegolten hatte. Man hielt es sich allgemein zugute, daß dieser Patient bis zuletzt nicht gewußt habe, wie es um ihn stand. Eine Schwester berichtete, daß der Patient sie gefragt habe, ob er sterben müsse – es sei ihr aber gelungen, ihn zu beruhigen. Der Seelsorger freilich wußte zu berichten, daß der Patient das allererste Gespräch, daß er mit ihm ein halbes Jahr vor seinem Tode geführt habe, mit dem Satz eröffnet hatte: „Herr Pfarrer, ich muß sterben." Er beklagte sich bitter, daß er mit niemandem, auch nicht mit seiner Frau, darüber sprechen könne und setzte hinzu: „Aber mit Ihnen kann ich darüber reden?" Warum hatte er sein Wissen vor Ärzten und Schwestern (mit Ausnahme der berichteten Anfrage) verborgen? Der leitende Arzt fand die Antwort: Vermutlich, weil er befürchtet hat, er würde von uns im Stich gelassen, wenn wir uns mit ihm darüber einig würden, daß ihm doch nicht mehr zu helfen sei. Und er fügte hinzu, daß er mit dieser Befürchtung ja so unrecht nicht habe.

Das Verhältnis Arzt – Patient ist gekennzeichnet durch einen Vertrag. In diesem Vertrag verpflichtet sich der Arzt, dem Patienten zu seiner Gesundung zu verhelfen. Der Patient bietet als Gegenleistung ein Honorar und seine Unterordnung unter alle ärztlichen Maßnahmen. Diese Beziehung gerät in eine tiefgreifende Krise, wenn für den Arzt feststeht, daß er trotz aller Bemühung den Vertrag nicht einhalten kann, und wenn der Patient spürt, daß ihm nicht mehr geholfen werden kann. Es gibt aus diesem Dilemma nur, wie mir scheint, einen Ausweg: Daß nämlich ein neuer Vertrag geschlossen wird. Ein Patient verweigerte wenige Tage vor seinem Tode die angeordneten Infusionen. Der Stationsarzt reagierte darauf verständlicherweise unwillig und gereizt. Die prekäre Situation kam wiederum in der Gesprächsrunde zur Sprache, die dem Arzt half, die innere Situation des Patienten und seine eigene Reaktion darauf zu verstehen. Darauf fand ein Gespräch mit dem betreffenden Patienten statt, in dem der Arzt folgendes sagte: „Wir wissen beide, daß Ihre Tage gezählt sind (der Patient war sich vollkommen im Klaren darüber); was ich für Sie tun kann, das würde ich auch für meinen besten Freund tun, nämlich ihm die bevorstehenden Tage so weit es in meiner Macht steht, zu erleichtern,“ – Dann erklärte er ihm die Wirkung der beabsichtigten Infusion. Der Patient wehrte sich nicht mehr dagegen. Was aber noch wichtiger war: das gestörte Vertrauensverhältnis zwischen beiden war wieder hergestellt. Ich selbst wurde Zeuge, wie unendlich erleichtert der Patient über dies Gespräch war!

Der Seelsorger steht dem Patienten gegenüber in einer anderen Situation als der Arzt. Er ist nicht in einen Vertrag eingebunden, der auf Leistung und Gegenleistung basiert. Das erste von mir berichtete Beispiel zeigt, wie der Patient vom Seelsorger jedenfalls erwartet, daß er ihm gegenüber seine Befürchtungen, seine Ängste, seine Schwachheit, seine Zweifel aussprechen darf. Es kommt gelegentlich vor, daß ich während einer Visite im Krankenzimmer anwesend bin. Zu meinem Erstaunen spielt sich dann in der Regel folgendes ab: Während der Patient in dem vorangehenden Gespräch mit mir davon spricht, daß es täglich bergab mit ihm geht, daß er weiß, er muß sterben, während er dies alles so leise sagt, daß ich es kaum verstehen kann, während er weint und klagt und hadert, ändert sich seine Haltung in dem Augenblick, wo die Visite erscheint. Er strafft sich, wischt sich rasch die Tränen vom Gesicht und äußert laut und klar auf die Frage nach seinem Befinden: „Danke, heute schon etwas besser.“ Kaum hat die Visite das Zimmer verlassen, sinkt er wieder in sich zusammen.

Es gehört also zu der Rolle des Seelsorgers in einer Klinik, daß er derjenige ist, dem gegenüber man seine Ängste und Zweifel, seine Schwachheit und seine Verzweiflung äußern kann.

Es gibt noch einen zweiten, wichtigen Aspekt unserer Rolle. Nicht selten erleben wir es, daß es in unserer Gegenwart zu einem heftigen Aggressionsausbruch kommt. Ziel dieser Aggression kann buchstäblich alles sein: die Terroristen wie die Regierung, die Jugend und die Pfleger, die Schwestern und die Ärzte, die eigenen Angehörigen gar und schließlich die Kirche, und ganz zuletzt Gott selber, der all das Unverständliche und Zerstörerische und das eigene Leid zuläßt. „Gott ist wie ein grausamer und herzloser Mensch!“ In diesem Ausruf gipfelte ein langanhaltender Aggressionsausbruch einer Patientin, den ich gerade miterlebte. Es gehört zu unserer Rolle, daß wir bereitstehen für die unendlich schwierige Auseinandersetzung mit dem eigenen Geschick. Wer möchte es solchen Menschen übelnehmen, daß eine derartige Auseinandersetzung zeitweise höchst aggressiv abläuft? (Wieder muß ich an dieser Stelle einräumen, daß der Umgang mit Aggressionen, zumal für viele Theologen, auf außerordentliche Schwierigkeiten stößt.)

Es kann gar keinem Zweifel unterliegen, daß die Möglichkeit, seine Ängste und aggressiven Gefühle zu äußern, für die Verarbeitung einer Krisensituation wichtig, wenn nicht sogar unabdingbar notwendig ist. Wird einem Menschen diese Möglichkeit versagt, so wird der Verarbeitungsprozeß stark behindert, wenn nicht sogar verhindert. Vom Seelsorger wird offenbar erwartet, daß er für diesen Prozeß zur Verfügung steht. Er braucht nicht zu befürchten, daß von ihm eine Diagnose erwartet wird. Von ihm wird vielmehr erwartet, daß er die Gefühle hinter den Äußerungen der Patienten versteht und darauf einzugehen bereit ist. Das genügt oft schon, daß sich die angestauten Ängste des Patienten Bahn brechen können. Nach meiner Erfahrung wird auch vom Pfleger und von der Schwester in diesem Augenblick nichts anderes als ein offenes Ohr erwartet. Die Rolle des Arztes ist in dieser Hinsicht viel schwieriger, denn laut des mit dem Patienten geschlossenen Vertrages stellt er die Diagnose. Es ist hier nicht meine Aufgabe, auf die damit verbundene Problematik für die Beziehung Arzt-Patient einzugehen.

Ich möchte vielmehr noch auf einen anderen Bereich eingehen, von dem ich meine, er sei – über unsere eigene Arbeit hinaus – wichtig und noch weiter zu erforschen. Auf Grund unseres umfangreichen Materials – schätzungsweise tausend gründlich analysierte Gespräche mit Patienten – sind wir auf ein Phänomen gestoßen, das ich mit „Krisensprache“ oder „Symbolsprache“ bezeichnen möchte. Eine Patientin äußerte bei Wintereinbruch die Befürchtung, ihr Kohlenvorrat zu Hause reiche nicht aus. Sie sorgte sich dermaßen darum, daß eine Sozialarbeiterin eingeschaltet wurde, die dafür sorgte, daß der Kohlenkeller aufgefüllt wurde. Als sie dies nach getaner Arbeit der Patientin mitteilte, interessierte sich diese zu ihrer großen Überraschung gar nicht dafür, so als ob es ihr niemals darum gegangen sei. In der Tat, es war ihr nicht *darum* gegangen. In der Befürchtung um die nicht ausreichenden Kohlen brach sich eine viel tiefere Angst Bahn: daß sie nämlich nicht durch den Winter kommen würde. Sie sollte mit *dieser* Befürchtung recht behalten. In engem Zusammenhang damit steht die häufig anzutreffende Angst vital bedrohter Patienten, ihr Geld reiche nicht aus, ihre Rente würde nicht mehr ausbezahlt, Fremde höben von ihrem Konto Geld ab, Verwandte verkauften ihre Habe, – die Variationen sind zahlreich: immer aber handelt es sich um eine viel vitalere Bedrohung, die sich in dieser – für Tiefenpsychologen vielleicht gar nicht so überraschenden – Gestalt äußert. Es ist die Auseinandersetzung damit, daß wir etwas nein: alles loslassen müssen, und nicht nur das, sondern sogar uns selber. Daß sich diese Angst ausgerechnet auf diese Weise, in der so profanen

Sorge um das Geld äußert (was nicht selten Unverständnis auslöst: Wie kann man sich in dieser Situation nur Sorgen um das Geld machen?!), ist so unverständlich nicht, wenn wir uns daran erinnern, daß wir das Loslassenkönnen in einer sehr frühen Phase unseres Lebens lernen, in der Phase, wo wir das, worauf wir sitzen, unseren Besitz, gezielt und freiwillig abgeben, damit wir nicht ständig in Windeln herumlaufen, – und wenn uns der symbolische Zusammenhang von Kot, Gold und Geld vertraut ist.

So liegt es näher, als wir vielleicht denken, daß wir in einer vitalen Bedrohung, in einer schweren Krise, für die wir – weil uns die entsprechenden Erfahrungen fehlen – keine Worte finden, uns einer derartigen symbolischen Sprache bedienen.

Hoffnung äußert sich in solchen Situationen regelmäßig in Urlaubs- und Reiseplanungen oder wenigstens -träumen. Jeder, der mit Schwerkranken zu tun hat, kennt dies vermutlich: Obgleich der Patient selbst davon überzeugt ist und dies auch offen ausspricht, das seine Tage gezählt sind, spricht er unvermittelt von Reiseplänen. In der Regel geht die Reise weit in den Süden. Dort scheint immer die Sonne, man ist aller Sorgen enthoben, man trifft sich dort mit seinen Lieben. Dort gibt es keinen Verkehrslärm, die Natur ist noch nicht zerstört, das Wasser ist klar, und die Menschen verstehen einander alle.

Ich persönlich mache in meiner seelsorgerischen Arbeit eine sehr merkwürdige Erfahrung. Oft sind Gespräche dieser Art letzte Gespräche. Ich sehe danach den Patienten nicht wieder. Und sehr oft kommt der Tod dann für die Ärzte früher als erwartet.

Ich erinnere mich an eine Patientin, die mit mir in großer Angst darüber sprach, daß sie sterben müßte. Nach Auskunft der Ärzte lag objektiv kein Anlaß zur Besorgnis vor. So versuchte ich, die Patientin zu beruhigen. Bevor ich sie verließ, bat sie mich, ich möchte doch das in ihrem Zimmer hängende Bild von der Wand nehmen, es sei ein Alptraum für sie. Das Bild stellte eine Strelitie dar, eine exotische Blume mit einem gelben, schnabelartigen Auswuchs. Es erinnerte entfernt an einen Vogel. Der Hintergrund der Graphik war ein eintöniges Grau. Ich selber assoziierte auf Grund des vorangegangenen Gesprächs: Totenvogel (ohne das Gespräch wäre ich nie auf den Gedanken gekommen).

Nach Rücksprache mit der Stationsschwester hängte ich das Bild ab. Das war das letzte, was ich für diese Patientin tun konnte. Zur allgemeinen Bestürzung war die Frau am nächsten Morgen tot. Man vermutete eine Lungenembolie.

Ich erinnere mich an eine andere Frau, die ich wöchtenlich besuchte. Bei dem drittletzten Gespräch erzählte sie mir alle Reisen, die sie in ihrem Leben unternommen hatte. Im vorletzten war sie sehr darum bemüht, für das bevorstehende Weihnachtsfest irgendein Heim im Harz zu finden. Sie wollte hier nicht zur Last fallen. Sie hatte auch eine Sozialarbeiterin eingeschaltet, die das organisieren sollte. Und sie wollte dann Weihnachten das, was ihr das Liebste sei, bei sich haben. Eine aus Holz geschnitzte Weihnachtskrippe, die sie einmal auf einer Reise in Jerusalem erworben hatte. Das letzte Gespräch sollte eigentlich nur ganz kurz sein – ich wollte mich von ihr für einige Tage verabschieden. Sie aber hielt mich fest, ich müßte diesmal viel Zeit mitbringen, sagte sie. Und dann besprach sie – für mich zunächst unverständlich – ganz ausführlich, immer wieder in persönliche Erinnerungen abschweifend, die Beerdigung eines kürzlich verstorbenen Prominenten, von der ihr eine Bekannte brieflich erzählt hatte. Das Sprechen fiel ihr unendlich schwer, aber sie hielt mich so lange fest, bis sie alles gesagt hatte. Die Ärzte gaben ihr zu dem Zeitpunkt noch mindestens ein halbes Jahr. Aber sie starb nach wenigen Tagen.

Ich möchte mit einem Ausblick schließen und möchte dies wiederum sehr persönlich tun. Ich wäre sehr daran interessiert, herauszufinden, ob es derartige symbolische Interaktionen auch im Gespräch zwischen Patient und Arzt gibt und wie diese aussehen. Auf Grund des wenigen Materials, das ich erhalten habe, kann ich mir bereits eine Hypothese bilden, die aber noch weiterer Begründung und erheblicher Differenzierung bedarf. Ich bin der Überzeugung, daß es eine solche symbolische Interaktion gibt, daß aber der Patient seine Befindlichkeit, seine Problematik dem Arzt gegenüber in teilweise anderer Form signalisiert als dem Seelsorger. Dies herauszufinden wäre für die Beantwortung der Frage wichtig, welche Rollen wir jeweils vom Patienten zugewiesen bekommen. Ähnliches müßte für die Rolle der pflegenden Berufe in der Klinik erforscht werden. Sicherlich sind unsere Rollen nicht in jedem Fall säuberlich voneinander abzugrenzen, aber die Schwerpunkte liegen verschieden.

Nur, wenn wir unsere jeweilige Rolle bewußter wahrnehmen, können wir sie auch bewußter ausüben. Das halte ich für notwendig, wenn wir unsere Kooperation in der Klinik intensivieren wollen. Der Wunsch danach besteht, so meine ich beobachten zu können, auf allen Seiten. Letztendlich geht es ja darum, daß wir uns so aufeinander abstimmen, daß wir den Menschen, der gerade in einen notwendig gewordenen Klinikaufenthalt um seine Ganzheit, um seine Integrität kämpfen muß, auch in seiner Ganzheit mit den unterschiedlichen Bedürfnissen und Ansprüchen, zu Gesicht bekommen und ihm, so weit das überhaupt möglich ist, gerecht werden.

Das Psychodrama in der Sterbehilfe

Ernst Engelke

1. Die Begleitung Sterbenskranker: Anspruch und Wirklichkeit

1.1. Anspruch

Der Anspruch Sterbenskranker an ihre Umwelt ergibt sich aus ihrer psychosozialen Situation: der Grenzerfahrung Sterben. Im Einzelnen lassen sich folgende Merkmale des Anspruchs ausmachen: Die Krankheit mit dem damit verbundenen Erleben von Schmerzen und leiblicher Bedürftigkeit steht im Mittelpunkt; das Hic-et-nunc-Bedürfnis dominiert. Sorgen um Angehörige, Erbschaft und religiöse Zukunft (z. B. Bestehen vor dem Gericht Gottes) sind im Hintergrund. Drei Grundkonflikte belasten den Kranken im Angesicht des Todes vornehmlich: der Konflikt mit sich selbst (Selbstwert, Identität), der Konflikt mit dem Pflegepersonal und den Angehörigen, der Konflikt mit „Religion“ (Gott und Kirche). Die Balance des emotionalen (Angst und Hoffnung) und des religiösen (Glaube und Zweifel) Gleichgewichtes ist ausgesprochen labil. Der Sterbende wünscht, daß seine Umwelt ihn in seiner Schwäche und Leistungsunfähigkeit respektiert und ernst nimmt. Trost in Form dauernder Begleitung mit der Möglichkeit, sich auszusprechen, ist dem Sterbenden angenehm. Leugnen, zürnen, verhandeln und depressiv sein sind persönlichkeitsspezifische Verhaltensformen, die sich in weitere Bewältigungs- und Integrationsmuster der Krankheit und des Sterbens ausdifferenzieren. Der Sterbenskranke ist sich durchaus seiner Gefährdung bewußt, spricht aber nicht unbedingt im Klartext vom Tod, sondern entwickelt oft eine eigene Signal- und Symbolsprache. Viele ziehen eine Bilanz ihres Lebens und möchten noch „unerledigte Geschäfte“ in Ordnung bringen. Nur wenige Sterbende versuchen, ihre Situation durch allgemeine (wie Schicksal oder Ungereimtheit des Lebens) oder religiöse Deutemuster (wie Strafe Gottes oder Übergang zum ewigen Leben) zu erklären. Dennoch steht die Warumfrage im Vordergrund. Dabei geht es aber nicht um eine rational-kausale Antwort, sondern um konkret-existentielle Bewältigung.

Der Anspruch der Begleiter von Sterbenskranken an ihre Umwelt ist dem Anspruch der Sterbenskranken selbst sehr ähnlich, da durch die Begleitung Sterbenskranker beim Begleiter immer auch die eigenen Erwartungen und Bedürfnisse angesichts des Todes geweckt werden (*Sporken* 1973).

Letztlich geht der Anspruch der Begleiter dahin, daß ihm geholfen wird, sein eigenes Sterben zu bewältigen. Wenn ihm dabei geholfen wird, kann er auch anderen beim Sterben helfen. Kein Lebender hat sein Sterben bewältigt, daher kann niemand zum „Meister des Sterbens" werden. Gerade im Sterben erlebt jeder Mensch in besonderer Weise seine Angewiesenheit auf die Gemeinschaft seiner Mitmenschen, die ihn durch die Begegnung in der Schwäche trägt.

1.2. Wirklichkeit

Kennzeichnend für die Situation Sterbenskranker ist es, daß ihr Anspruch weitgehend unerfüllt bleibt. Sie sterben in Vereinsamung und Isolation (*Richter* 1976). Dieses steht im Gegensatz zu der Aufmerksamkeit, mit der sich die Öffentlichkeit mit dem Sterben heute beschäftigt. Der Großteil der „Sterbeliteratur" besteht zumeist aus Reflexionen und Appellen. Tatsächlich befassen sich nur wenige in unserer Gesellschaft mit Sterbenskranken und der eigenen Sterblichkeit.

Die unbekannten Begleiter von Sterbenskranken kommen aus der unmittelbaren Umgebung des Sterbenskranken (Angehörige, Freunde). Mit gutem Willen, aber völlig unvorbereitet und oftmals hoffnungslos überfordert, versuchen sie den Anspruch ihres Sterbenskranken zu erfüllen. Auch bei den Begleitern aus den Institutionen, mit denen der Sterbende zu tun hat (Pflegepersonal, Ärzte, Seelsorger usw.), stehen oft guter Wille und Engagement Ungeübtsein und Unkenntnis gegenüber. Beide Begleitergruppen erleiden im Grunde das gleiche wie der Sterbende, um den sie sich sorgen, sie bleiben allein, isoliert und einsam. Zu „Begleitergruppen" finden sie sich höchst selten zusammen.

Wo wird die Forderung von *E. Kübler-Ross* (1974, S. 115 f.) erfüllt? „In jeder Klinik sollte man Seminare, Arbeitsgemeinschaften, Besprechungen veranstalten, bei denen die Probleme unheilbar Kranker erörtert werden und die Angehörigen des Krankenhauses ihre eigenen Gefühle, Enttäuschungen und Ängste aussprechen können, damit sie als ein Team gemeinsam versuchen, die Probleme in den Griff zu bekommen."

Falls solche Seminare durchgeführt werden, sind folgende vier Grundformen üblich:

a) Informelle Gesprächskreise, die sich oft spontan aus der Situation (ein Patient ist auf der Station gerade gestorben) ergeben.
b) Seminare und Vorträge, bei denen in der Regel das Phasenmodell von *E. Kübler-Ross* (1969) vorgestellt oder der Film von *Braun/Iblacker* „Noch 16 Tage" gezeigt und im Anschluß daran diskutiert wird.
c) Balintgruppen, in denen ein Psychoanalytiker mit Ärzten oder Seelsorgern Fälle bespricht (*Argelander* 1973).
d) Gruppen nach dem Modell des Clinical-Pastoral-Trainings, in denen Gedächtnisprotokolle von Seelsorgern über ihre Begegnung mit Kranken oder Sterbenden besprochen werden (*Piper* 1977).

Als eine weitere Möglichkeit, die Forderung von *E. Kübler-Ross* zu erfüllen, bietet sich das Psychodrama an. Diese in der BRD erst allmählich bekanntwerdende, gruppenpsychotherapeutische Methode hat Eigenschaften, die sie als gut geeignet erscheinen läßt, Aufgaben in der Sterbehilfe zu erfüllen. Ich möchte im folgenden – soweit das in einem Aufsatz überhaupt möglich ist – das Psychodrama vorstellen.

2. Das Psychodrama – eine Möglichkeit für Sterbenskranke und ihre Begleiter

2.1. Was ist Psychodrama?

Der Wiener Arzt *J.L. Moreno* (1890–1974) entwickelte zu Beginn dieses Jahrhunderts – zunächst in Wien, später in den USA – eine neue Form der Gruppenpsychotherapie: das Psychodrama. Er hatte Kinder beim Spielen beobachtet und dadurch den Impuls erhalten, das Spiel in die Therapie zu übertragen. Die Schritte vom Kinderspiel über das Stegreifspiel und das Rollenspiel zum Psychodrama waren nicht weit. Die Grundidee des Psychodramas ist, analog dem Aufbau des klassischen antiken Schauspiels, daß ein Spieler, der Protagonist, sein Spiel mit den Mitspielern, den Antagonisten, auf der Bühne inszeniert. Die Zuschauer sitzen im Rund um die Bühne und bilden gleichzeitig den Chor.

Die zentralen Techniken des Psychodramas – Doppelgänger, Spiegel und Rollentausch – leiten sich aus der Rollentheorie *Morenos* ab (*Moreno* 1959). Aus der Begegnung mit dem Theater und dem dort verwendeten Begriff der Rolle entwickelte *Moreno* „die Rollentheorie als ein umfassendes anthropologisches System. Dieses System ermöglicht, festgelegte Verhaltensmuster aus den verschiedensten Lebensbereichen unter dem Begriff Rolle zusammenzufassen und diese Bereiche auf einen Nenner zu bringen." (*Leutz* 1974, S. 36). Solche Rollen sind Mutter, Vater, Sohn, Arzt, Kranker.

Der Doppelgänger oder das Hilfs-Ich wird durch den Co-Therapeuten oder ein Gruppenmitglied dargestellt, das sich neben oder hinter dem Protagonisten befindet, sich in ihn einfühlt und seine Gefühle und Gedanken ausspricht.

Ein erfahrenes Mitglied der Gruppe spielt den Spiegel, d. h. nach eingehender Beobachtung des Protagonisten stellt es ihn in der entsprechenden Szene dar, so daß der Protagonist selbst sich aus der Rolle des Zuschauers betrachten kann.

Im Rollentausch übernimmt der Protagonist die Rolle einer anderen Person aus seinem Spiel. Er spielt z. B. seinen Ehepartner und handelt und spricht an seiner Stelle.

2.2. Psychodrama ermöglicht Handeln

Die wesentlichen Instrumente des Psychodramas sind: die Bühne, auf der gespielt wird, der Psychodramaleiter, der dem Protagonisten bei seinem Spiel hilft, der Protagonist, der Inhalt und Intensität des Spiels bestimmt, die Mitglieder der Gruppe, die Mitspieler oder Hilfs-Ichs, die dem Protagonisten bei seinem Spiel assistieren, die Gruppe oder Zuschauer, die das Spiel beobachten und im Sharing mittragen, die Handlung an Stelle des „Redens über".

Drei Phasen bestimmen den Ablauf eines Psychodramas: die Eröffnungs- oder Erwärmungsphase, die Spielphase, die Abschluß- oder Gesprächsphase. In der Erwärmungsphase hilft der Leiter der Gruppe, sich einzufinden, sich zu orientieren und sich der anstehenden Probleme bewußt zu werden. Die Spielphase beginnt mit dem Einrichten der ersten Szene und dem Aussuchen der Mitspieler. Vergangenheit und Zukunft werden jetzt Gegenwart. Die Länge der Spielphase hängt von dem Inhalt und der Belastbarkeit des Protagonisten ab. Normalerweise signalisiert der Protagonist auch das Ende seines Spiels.

Zu Beginn der Abschluß- oder Gesprächsphase steht das Sharing. „Wir verstehen darunter die unmittelbare postpsychodramatische Anteilnahme am Erleben des Protagonisten, wie sie beispielsweise durch Identifikation ausgedrückt werden kann, die beim Zuschauer auf dem Boden entsprechender Erlebnisse in der eigenen Lebensgeschichte zustandegekommen sind. Sie werden im Sharing meistens spontan mitgeteilt. Hat der Protagonist sein Leiden bislang als etwas Einmaliges aufgefaßt, so bekommt es für ihn durch das Sharing allgemein menschliche Züge. Protagonist und Zuschauer erleben eine tiefgehende Verbindung." (*Leutz* 1974, S. 102). Nach diesem wichtigsten Teil der Abschlußphase folgen Rollenfeedback und Prozeßanalyse.

Das Psychodrama kann personen-, themen- und gruppenzentriert durchgeführt werden.

2.3. Psychodrama ermöglicht Begegnung

Das Gespräch ist ein elementarer Bestandteil jeder Kommunikation. Es ist auch ein wichtiger Bestandteil des Psychodramas. Es besteht aber die Gefahr, Wichtiges zu zerreden. Gespräch sollte daher immer auch von Begegnung umfaßt sein. Zur Begegnung gehört das Gespräch, das Gespräch macht aber eine Begegnung nicht aus. Die Absicht des Psychodramas zielt nicht nur auf das Gespräch, sondern in gleichem Maße auf das Handeln. Damit sind gute Möglichkeiten gegeben, daß im Psychodrama Begegnung geschieht. *G. Leutz* (1974, S. 70) zählt vier solche Möglichkeiten für das Psychodrama auf:
a) die Begegnung mit sich selbst;

b) die Begegnung mit dem Du innerhalb der realen Lebensgemeinschaft der Gruppe oder innerhalb der Semi-Realität des Spiels,
c) die Begegnung mit den Mitgliedern der Gruppe,
d) die Begegnung mit der Welt.

2.4. Psychodrama ermöglicht Bewußtseinserweiterung

Durch sein Instrumentarium und seine Techniken ermöglicht es das Psychodrama, „Surplus-Reality" zu erfahren. Was ist damit gemeint?

Üblicherweise können wir nur das erfahren, was wir konkret erleben oder erlebt haben. Über diese Realität der Erfahrung hinaus gibt es aber manches, was wir vielleicht gern erfahren möchten, es aber nicht mehr oder noch nicht erfahren können. Jemand, der ohne Eltern aufwachsen mußte, würde gern einmal erleben, wie das mit seinen Eltern gewesen wäre. – Jemand, der sich mit Verwandten zerstritten hat, leidet unter Schuldgefühlen wegen dieses Streits. Er sieht aber keine konkrete Möglichkeit, mit den Verwandten zur Aussprache zusammenzukommen, vielleicht sind sie sogar schon verstorben. – Jemand wird in einigen Wochen weitweg in eine fremde Gegend ziehen. Wie wird das beim Abschied und bei der Ankunft werden? Durch die Eigenart des Psychodramas „als Spiel in der Semi-Realität" kann Vergangenes nachgeholt und Zukünftiges vorweggenommen werden, Versöhnung kann stattfinden und auch Schuld kann getilgt werden. Das alles erlebt der Protagonist zwar nicht in der realen, wohl aber in der psychodramatischen Realität. Die psychodramatische Realität kann die reale Realität nicht ersetzen, wohl aber das Bewußtsein des Protagonisten erweitern. Durch den Rollentausch – mit dem zerstrittenen Verwandten z. B. – kann der Protagonist aus der Enge seiner eigenen Bewußtheit befreit werden – dadurch daß er den Streit z. B. aus der Perspektive des Kontrahenten erlebt. Von dem psychodramatischen Erleben können wichtige Hilfen und ermutigende Anstöße ausgehen, auch die konkrete Situation zu ändern.

2.5. Psychodrama ermöglicht Befreiung

Befreiung und Bewußtseinserweiterung werden im Psychodrama durch Katharsis erfahren. „Katharsis ist Erschütterung, ein Aufbrechen erstarrter Gefühle und bedeutet damit auch die Erschütterung und das Aufbrechen verfestigter Strukturen." (*Leutz* 1974, S. 142). Zu unterscheiden sind Aktions-, Observations- und Gruppenkatharsis.

Im Mittelpunkt des Geschehens beim Psychodrama steht die Katharsis des Protagonisten, die Aktionskatharsis. „Angeregt wird der aktionskathartische Prozeß im Psychodrama durch die Interaktion in der Begegnung, gelenkt wird er von den spontanen Einfällen des Protagonisten und ihrer Steuerung durch den Psychodramaleiter.“ (*Leutz* 1974, S. 144). Die Katharsis geschieht zumeist durch heftiges emotionales Ausagieren wie Weinen oder aggressives Um-sich-Schlagen; sie kann aber auch ganz leise und nicht weniger intensiv geschehen.

Die Observationskatharsis ist erst in zweiter Linie angestrebt. Sie ereignet sich beim Zuschauer, den Gruppenmitgliedern. Durch Anschauen und Miterleben löst sich beim Zuschauer ebenfalls Angestautes und Belastendes. Bisweilen ist seine Katharsis genauso heftig wie die des Protagonisten.

Die Gruppenkatharsis ergibt sich aus der Erfahrung der Gruppengemeinschaft und dem Miterleben und Mithandeln der Gruppenteilnehmer am wirklichen Erleben eines realen Gruppenmitgliedes.

3. Beispiele zu den Anwendungsbereichen des Psychodramas in der Sterbehilfe

3.1. Die drei Anwendungsbereiche

Drei Bereiche sind im „Problemfeld Sterbehilfe“ denkbar, in denen das Psychodrama eingesetzt werden kann. Einmal bei den Sterbenskranken selbst, dann bei den Angehörigen und Freunden des Sterbenskranken/Verstorbenen und schließlich bei den Menschen, die berufsbedingt mit Sterbenskranken und ihren Angehörigen zusammenkommen. Für alle drei Bereiche möchte ich ein Beispiel anführen.

3.2. Bei Sterbenden: der sterbende J.L. Moreno

„Mein Mann hat sich selbst psychodramatisch auf seinen Tod vorbereitet“, erzählte Zerka Moreno, die Ehefrau und Nachfolgerin *Morenos* in der Leitung des Psychodrama-Zentrums in Beacon/New York, auf einem Psychodramaseminar im September 1976 in Konstanz. Ihr Mann habe sich „psychodramatisch für sein Sterben erwärmt“ und sein Sterben mit dem Abschied von seiner Familie und seinen Freunden „psychodramatisch geprobt“. Sie hat den Eindruck, daß er dadurch zufrieden und gelöst eingeschlafen sei.

3.3. Bei Angehörigen: der Sohn und seine sterbende Mutter

In den Psychodramagruppen zeigt es sich oft, daß Menschen das Sterben und die Begleitung sterbender Angehöriger als schweren Ballast mit sich tragen. Bei einem Ausbildungsseminar erinnerte sich ein Gruppenmitglied ganz intensiv an das Sterben und den Tod seiner Mutter. Der junge Mann – ein dreißigjähriger Arzt – wollte gern noch einmal mit seiner vor 6 Jahren verstorbenen Mutter sprechen, um mit ihr über Dinge zu sprechen, über die er mit ihr zu Lebzeiten nicht gesprochen hat und auch nicht sprechen konnte. Das war der Ausgangspunkt für sein Spiel.

In der ersten Szene steht der dreißigjährige Klaus an dem Grab seiner Mutter. Die Mutter (55 Jahre alt) wird durch ein Gruppenmitglied dagestellt. Sie liegt verkrümmt im Grab. Sohn und Mutter sprechen miteinander. Klaus spielt im Rollentausch seine Mutter. Die Mutter kann nicht verstehen, daß Klaus sich darüber beklagt, daß sie ihn allein gelassen hat, schließlich habe sie ihn nicht freiwillig verlassen, sondern sei an einer schweren Krankheit gestorben. Da erinnert sich Klaus an das lange und qualvolle Sterben seiner Mutter, tritt wütend gegen das Grab und ruft erregt aus: „Daß Du aber sooo sterben mußtest!!!" Klaus kommt dabei der letzte Besuch – unmittelbar vor dem Tod der Mutter – ins Bewußtsein.

In der zweiten Szene spielt er diesen letzten Besuch. Die Mutter liegt sterbenskrank in einem Pflegeheim. Ein halbes Jahr zuvor ist der jüngere Bruder an Krebs gestorben. Die Mutter hat auch Krebs und ist schon seit Monaten ans Bett gefesselt. Seit drei Wochen dämmert sie nur noch dahin und stöhnt ständig. Jetzt liegt sie auf einem Einzelzimmer, da man täglich ihren Tod erwartet. Klaus hat sie fast an jedem Tag besucht. Heute ist er mit seinem Vater da. Zu Beginn der Szene verhält Klaus sich so, wie er es damals auch getan hat: stumm und verschlossen steht er neben dem Bett seiner sterbenden Mutter und streichelt ihr die Wange. Sein Vater sitzt ebenfalls stumm da und hält die Hand seiner Frau. Sie krümmt sich und stöhnt, reagiert aber nicht mehr. Plötzlich schreit Klaus los: „Verreck doch endlich! Ich halte das nicht mehr aus! Verreck doch endlich!" Voller Aggression gegen die sterbende Mutter wütet und tobt er nun. Dabei weint er heftig. Jetzt holt er nach, was er in der Realität nicht getan hat, obgleich ihm danach zumute gewesen ist. Er knallt alle greifbaren Kissen und Kleider auf die sterbende Mutter, schubst den Vater weg, tritt gegen die Stuhlbeine und Sessel und schlägt auf die Tische und gegen die Wand. Der Zorn und die wütende Ohnmacht, die Klaus während der langen Begleitung seiner Mutter beim Sterben erlebte, aber nie ausgesprochen hat, brechen nun mit Macht aus ihm heraus.

Als er ziemlich erschöpft ist, reißt er die Kissen und Kleider wieder von seiner Mutter herunter und stellt die Mutter wieder auf die Beine. Jetzt, da seine ihn behindernden Mauern eingestürzt sind, spricht er auch zum ersten Mal von seinen Schuldgefühlen gegenüber seiner Mutter: „Ich hätte schon früher frische Luft in die miefige Wohnung zuhause lassen sollen. Dann wäre alles anders gekommen!" Wütend geht Klaus im Raum auf und ab und erzählt vom unerträglichen Klima zuhause. Er allein hätte da etwas ändern können; weil er es aber nicht getan hat, fühle er sich an dem Tod seiner Mutter mitschuldig, da er einen Zusammenhang zwischen dem unerträglichen Klima zuhause und dem Krankwerden und Sterben seiner Mutter sieht.

Als bei ihm schließlich die Spannung nachläßt, nimmt er die Gruppe wieder wahr. Er hatte sie in der Zwischenzeit völlig vergessen. Nun geht er ganz spontan auf jedes Gruppenmitglied zu und gibt ihm einen kräftigen, doch freundlichen Schlag auf die Wange. Dann läßt er sich erschöpft auf einen Stuhl fallen und ruht sich aus. Nach einer Weile des Schweigens sagt er zufrieden: „Endlich habe ich es geschafft. Es ist raus!"

Die dritte Szene beginnt damit, daß Klaus das Gruppenmitglied sieht, das seine Mutter gespielt hat. Für ihn ist es noch seine Mutter. Er fragt sie: „Was soll ich mit Dir machen?" Dabei schaut er sie wohlwollend an: „Ach, Du kannst Dich ruhig wieder ins Grab legen." Klaus räumt nun selbst das Sterbezimmer weg und richtet die Grabstelle wieder her. Dann legt er seine Mutter ins Grab zurück. Jetzt allerdings legt er sie nicht mehr verkrümmt hin, sondern entspannt und lang ausgestreckt. Beim sich anschließenden Sharing teilen die Gruppenmitglieder ihre Betroffenheit mit. Die meisten haben während des Spiels geweint und sich an eigene ähnliche Szenen aus ihrem Leben erinnert. Nun erzählen sie davon. Klaus erlebt, daß er nicht allein Aggression und Schuldgefühle einem Sterbenden gegenüber hat. Die Gruppe holt ihn aus dieser vermeintlichen Besonderheit, die so schlimm zu sein schien, daß sie nicht ausgesprochen werden durfte, heraus. Klaus erlebt die tragende Kraft der Gruppengemeinschaft. Eine Teilnehmerin meldet noch während des Sharings einen neuen Spielwunsch an: sie ist Witwe und möchte gern noch mit ihrem verstorbenen Mann einiges in Ordnung bringen.

3.4. Bei Medizinstudenten: ein Arbeitskreis der Kath. Studentengemeinde Hannover

Studenten der Med. Hochschule Hannover baten mich während meiner dortigen Tätigkeit als Klinikseelsorger, im Sommersemester 1975 einen Arbeitskreis über das Gespräch mit Sterbenskranken im Rahmen der Studentengemeinde zu übernehmen. Etwa 24 Studenten nahmen an den 6 Abenden teil. Wir besprachen gemeinsam Gedächtnisprotokolle von Seelsorgern über ihre Gespräche mit Sterbenskranken und analysierten sie unter dem Aspekt: Was geschieht zwischen dem Seelsorger und dem Patienten?

Aus der Kritik an diesem Arbeitskreis und dem Wunsch, eigene Erlebnisse bei Nachtwachen oder Famulaturen anzugehen, entstand der Aufbau des Arbeitskreises im folgenden Wintersemester. In zwei Gruppen zu etwa 12 Teilnehmern sollten eigene Gedächtnis- oder Tonbandprotokolle besprochen werden. Da bei beiden Gruppen in der Erstsitzung weder das eine noch das andere vorhanden war, einigten wir uns darauf, mit psychodramatischen Mitteln einzelne Erlebnisse zu bearbeiten.

Wir übernahmen also das Setting vom Psychodrama. Die Erwärmungsphase war thematisch auf die Begegnungen mit Sterbenskranken ausgerichtet. In der Spielphase wurde normalerweise nur eine Szene gespielt, um noch genügend Zeit zur Nachbesprechung zu haben. Es wurde bewußt auf ein weiteres Bearbeiten persönlichkeitsspezifischer Probleme und auf eine Vertiefung der Katharsis verzichtet. Bisweilen wurde psychodramatisch-prospektiv der Umgang mit Sterbenden geübt.

Die Kritik der Teilnehmer war recht unterschiedlich. Für die einen war der Lernprozeß zu langatmig und zu wenig „faktisch greifbar"; andere wären lieber noch tiefer in die Selbsterfahrung gegangen. Manche hatten nur geringes Vertrauen zur Gruppe, wieder andere konnten „mit dem Spielen" nichts anfangen, und ein weiterer Teil scheute sich, sich den eigenen Gefühlen angesichts Sterbender zu stellen. Insgesamt aber war das Interesse nach den 8 Sitzungen pro Gruppe so, daß der Arbeitskreis im folgenden Semester fortgeführt werden sollte. Wegen äußerer Umstände war das aber nicht möglich.

4. Chancen und Grenzen des Psychodramas in der Sterbehilfe

Das Psychodrama ist eine Chance, um appellative Forderungen und Thesen von Autoren wie *P. Becker* zu erfüllen: „Das Sich-Befassen mit dem Sterben darf keine Sache bleiben, die wir erst in den Bereich unseres Tuns einbeziehen, wenn dieses Ereignis unmittelbar bevorsteht. – Unser Sein ist letztlich ein Sein zum Sterben hin. Dieses Unumstößliche wird von Tag zu Tag für uns unmittelbarer. Die Enttabuisierung des Sterbens muß bei uns selbst anfangen, wenn wir nicht unvorbereitet auf dieses wesentliche Ereignis unseres Lebens hindämmern wollen." (*Becker* 1974, S. 294).

Psychodrama als Handeln, Begegnung, Bewußtseinserweiterung und Befreiung bietet Voraussetzungen, die dem Anspruch Sterbenskranker und ihrer Begleiter entgegenkommen:

Das Handeln bietet die Chance, über das Besprechen hinaus zu erleben. Die Begegnung bietet die Chance, den ganzen Menschen sprechen zu lassen und anzusprechen, um ihn aus seiner Isolation herauszuholen.

Die Bewußtseinserweiterung bietet die Chance, Vergangenes nachzuholen und Zukünftiges zu erproben.

Die Befreiung bietet die Chance, verfestigte und behindernde Strukturen aufzubrechen und neu zu beleben.

Entscheidend aber ist, daß der Protagonist im Psychodrama Inhalt und Intensität seines Spiels bestimmen kann. Dadurch kann seinen ganz persönlichen Bedürfnissen entsprochen werden.

Sieht man einmal von den organisatorischen Grenzen für das Psychodrama in der Sterbehilfe ab, wie z. B. die kleine Anzahl von Psychodramaleitern in der BRD, dann zeigen sich dennoch Grenzen, die im Psychodrama selbst und in der Verbindung zur Sterbehilfe liegen.

Das ist vor allem die Gefahr, Psychodrama als eine neue Heilslehre zu begreifen, die von Schmerzen und Leid erlösen kann, und als den Weg zu benutzen, der schönes Sterben und einen friedvollen Tod garantiert, wenn schon noch gestorben werden muß. Das Sterben verliert durch das Psychodrama nichts von seinem Beängstigenden und Leidvollen. Das Psychodrama ist nur eine Methode und nicht mehr!

Die Grenzen, das Psychodrama bei Sterbenskranken selbst anzuwenden, sind sehr eng gezogen, – trotz des Beispiels von *Moreno;* weil Sterbenskranke ihre ganze Kraft, die ihnen noch verfügbar ist, benötigen, um ihr Sterben leisten zu können. Ich selbst habe bei einigen Sterbenskranken, die ich über längere Zeit betreut habe, z. B. die Technik des „Doppelgängers", und die das „leeren Stuhles" als Repräsentanten für einen Menschen, mit dem der Sterbenskranke noch einmal sprechen wollte, angewandt, um ihn in der jeweiligen Situation zu entlasten. „Mehr Psychodrama" wird hier kaum möglich sein.

Die Grenze, das Psychodrama bei Angehörigen oder Freunden der Sterbenskranken anzuwenden, ist nicht so eng wie bei den Sterbenden selbst. Es wird allerdings schwierig sein, dann das Psychodrama anzubieten, wenn es die Angehörigen oder Freunde nicht schon vorher kennengelernt haben oder wenn sie im ganz akuten Trauerstadium sind. Für diese Gruppe bietet sich das Psychodrama eher während der Trauerarbeit nach dem Tod des Angehörigen an, wie z. B. bei dem angeführten Psychodrama von dem Sohn und seiner sterbenden Mutter.

Die besten Möglichkeiten für das Psychodrama in der Sterbehilfe sind bei den berufsbedingten Begleitern von Sterbenskranken gegeben. Das Psychodrama könnte als ergänzende Form zu den anderen genannten Grundformen der angebotenen Seminare hinzugenommen werden. Die Abgrenzung zur Selbsterfahrungs- oder Therapiegruppe müßte ganz deutlich eingehalten werden.

Als *Zusammenfassung* zeigt sich:

Die gruppenpsychotherapeutische Methode des Psychodramas nach *J.L. Moreno* ist neben den schon vorhandenen Möglichkeiten eine weitere Möglichkeit, sowohl für Sterbende selbst als auch für ihre Begleiter, das Sterben heute menschlicher werden zu lassen.

5. Quellen- und Literaturverzeichnis

Argelander, H. (Hrsg.): Konkrete Seelsorge. Balintgruppen mit Theologen im Sigmund-Freud-Institut Frankfurt/M., Stuttgart 1973
Becker, P.: Menschlich sterben – Tod erlitten oder getan? In: Z. präklin. Geriatrie 12 (5.12.1974) S. 290–295
Braun, F., R. Iblacker: Noch 16 Tage. Sendung des ZDF vom 10.Juni 1971
Kübler-Ross, E.: Interviews mit Sterbenden. Stuttgart 1969
Kübler-Ross, E.: Was können wir noch tun? Antworten auf Fragen nach Sterben und Tod. Stuttgart 1974
Leutz, G.: Das klassische Psychodrama nach *J.L Moreno.* (Psychodrama: Theorie und Praxis, Bd. 1). Berlin 1974
Moreno, J.L.: Gruppenpsychotherapie und Psychodrama. Einleitung in Theorie und Praxis. Stuttgart 1959
Piper, H. Ch.: Gespräche mit Sterbenden. Göttingen 1977
Richter, H.E.: Flüchten oder Standhalten. Reinbek bei Hamburg (1976) 131–139
Sporken, P.: Umgang mit Sterbenden. Düsseldorf 1973

Die Integration des psychosomatischen Arbeitsansatzes in die klinische Medizin als Voraussetzung zur Institutionalisierung der klinischen Thanatologie*

Karl Köhle und Angelika Erath-Vogt

Einleitung

Im folgenden Beitrag wird über die Arbeit einer klinisch-psychosomatischen Krankenstation berichtet, auf der zahlreiche Patienten mit malignen, internistischen Erkrankungen behandelt und betreut werden[1/2/3].

Diesem Bericht möchte ich die *These* vorausstellen, daß Ansätze einer intensiveren menschlichen Betreuung von zum Tode Kranken und Sterbenden aus verschiedenen Gründen innerhalb und in enger Kooperation mit Fächern der klinischen Medizin realisiert werden sollten, daß die klinische Thanatologie nicht als neue Subdisziplin ausgegliedert werden sollte.

Bedenken gegenüber einer einseitigen Konzentration der Tätigkeit auf die Begleitung Sterbender, wie sie auf manchen onkologischen Stationen und vor allem in den sogenannten „Sterbekliniken" in England – allerdings unter der Bedingung einer sehr engen Zusammenarbeit zwischen Klinik, ambulantem Dienst und Familien – geschieht, rühren vor allem aus der Kenntnis der außerordentlich großen *emotionalen Belastungen,* die sich aus dem Umgang mit solchen Kranken, insbesondere für das *Pflegepersonal,* aber auch für die Ärzte ergeben. Meiner Ansicht nach ist es für Schwestern, Krankenpfleger und Ärzte von großer Bedeutung, auch mit Patienten umzugehen, bei denen sich therapeutische Erfolge erzielen lassen, mit Patienten, deren Lebensmöglichkeiten sich noch entfalten können.

Das in der vorliegenden Arbeit vorgestellte Konzept wird nun seit sieben Jahren durchgeführt; in dieser Zeit hat es sich gezeigt, daß im Rahmen dieses Konzeptes ein offener und emotional unterstützender Umgang auch langfristig mit zum Tode Kranken und sterbenden Patienten möglich ist, ohne daß durch die Überforderung aller Beteiligten nach einiger Zeit zu große Rückschläge etwa im Sinne eines Rückzugverhaltens, eines häufigen Wechsels der Mitarbeiter u. ä. auftreten würden.

1. Zum Selbstverständnis klinischer Psychosomatik

Psychosomatik versteht sich heute zugleich als medizinische Subdisziplin und als ein Grundlagenfach der klinischen Medizin mit integrativen Aufgaben. Als Grundlagenfach befaßt sich Psychosomatik mit bestimmten Aus-

---

* Aus: *K. Köhle, C. Simons, B. Scholich, M. Dietrich, A. Durner,* Das ärztliche Gespräch mit dem Malignomkranken. Therapiewoche 23 (1973) 2498

schnitten des komplexen Beziehungssystems zwischen dem Kranken und seiner Umwelt. Arzt und medizinische Institutionen sind als Teil der Umwelt des Kranken einerseits Untersuchungsgegenstand der klinischen Psychosomatik, andererseits ist es Aufgabe der klinischen Psychosomatik, dazu beizutragen, daß die gewonnenen Befunde in die Krankenversorgung integriert werden können.

Zusammengefaßt geht klinische Psychosomatik davon aus, daß auch im Bereich der Medizin eine Wechselwirkung zwischen den beobachteten Phänomenen und dem Beobachter bzw. dem Beobachtungsfeld besteht, daß Krankheit prinzipiell nicht mehr unabhängig von den Interaktionsprozessen zwischen dem Kranken und der medizinischen Umwelt erkannt werden kann, daß die Nichtberücksichtigung dieser Interaktionsprozesse eine aktive Reduktion der beobachtbaren Phänomene und damit eine potentiell schädliche Einschränkung des therapeutischen Ansatzes bedeutet. Klinische Psychosomatik fordert damit, daß die zwischen dem Kranken und seiner medizinischen Umwelt immer schon ablaufenden Interaktionsprozesse systematisch untersucht und – falls erforderlich – systematisch weiterentwickelt werden.

Die *Integration* des psychosomatischen Arbeitsansatzes in die Krankenversorgung der übrigen klinischen Fächer – wie sie häufig gefordert wird – kann nicht in einer rein additiven Ergänzung der Arbeitsansätze dieser Fächer, etwa um einige psychotherapeutische Techniken, bestehen. Ob ein weitergehender Forschungs- und Reformansatz im Bereich von Organkliniken durchführbar ist, oder die Integrationsforderung anregende Utopie bleiben wird, ist bisher ungeklärt. Für die Praxis des niedergelassenen Arztes konnte *M. Balint* in seinen bahnbrechenden Untersuchungen nachweisen, daß eine solche Analyse und Neugestaltung der Arzt-Patient-Beziehung durchführbar ist. Berichte aus dem klinischen Bereich stammen bisher fast ausschließlich aus psychiatrischen und ausgegliederten psychosomatischen Spezialkliniken oder aus der Arbeit psychosomatischer Konsiliardiensteinheiten.

II. Zielvorstellungen für die Integration des psychosomatischen Arbeitsansatzes in die stationäre internistische Krankenversorgung

Die Veränderung des krankheitszentrierten zu einem patientenzentrierten Arbeitsansatz auf einer Krankenstation hat, allgemein formuliert, die Untersuchung und Umgestaltung der zwischen allen Beteiligten ablaufenden Interaktionsprozesse auf ihre Folgen für die Kranken hin zum Ziel. Konkret bedeutet dies zunächst, unter Aufrechterhaltung von Standard und Differenziertheit des internistischen Arbeitsansatzes sowohl die Einstellungen und Haltungen der beteiligten Mitarbeiter als auch die Formen der Zusammenarbeit und die „Veranstaltungen" – wie Anamnese, körperliche Untersuchung, Pflegemaßnahmen, Visiten, Konferenzen u. a. – entsprechend dem heutigen Kenntnisstand klinischer Psychosomatik weiterzuentwickeln. Der Entwicklungsprozeß und seine Folgen sollten durch begleitende Forschungsansätze dokumentiert und nach Möglichkeit objektiviert werden.

Vom heutigen Kenntnisstand der klinischen Psychosomatik ausgehend, lassen sich bereits einige *Voraussetzungen* für die Durchführung eines solchen patientenzentrierten Arbeitsansatzes im stationären Bereich formulieren:

1. Im diagnostischen und therapeutischen Prozeß kommt einer gewissen *„Gegenseitigkeit"* zwischen Subjekt und Objekt, zwischen den Mitarbeitern der Station und dem Patienten, grundsätzlich Bedeutung zu. Die Konflikte des Patienten lassen sich nur zum Teil aus objektiv erhebbaren Daten erschließen, zum Teil sind die Untersucher darauf angewiesen, daß diese Konflikte sich im Umgang zwischen Untersucher und Patient reproduzieren und so wieder in Erscheinung treten. Ein Teil dieser Konflikte ist dann direkt beobachtbar, ein Teil kann nur indirekt über die emotionalen Reaktionen des Untersuchers, wie sie der Patient in ihm stimuliert hat, erschlossen werden. Der Patient kann jedoch im gegebenen sozialen Feld einer Krankenstation nur dann *seine* Konflikte mitteilen bzw. zur Darstellung bringen, wenn die Mitarbeiter der Krankenstation bereit sind – etwa wie ein eingestimmter Resonanzkörper –, sich vom Patienten in Bewegung setzen zu lassen, mitzuschwingen und über die Reflexion ihrer Mitbewegung, ihres emotionalen Mitschwingens versuchen, die vom Patienten ausgehenden Impulse zu erkennen. Eigene Abwehrhaltungen der Mitarbeiter können das Wieder-in-Erscheinung-Treten der Konflikte der Patienten behindern und sollten im Rahmen eines solchen Stationskonzeptes deshalb der Reflexion zugänglich werden.

2. Ein psychosomatisches Stationskonzept erfordert daher eine *Organisationsstruktur*, die eine intensive Kommunikation zwischen allen Mitarbeitern der Station ermöglicht und die Reflexion des eigenen Erlebens im Umgang mit dem Patienten fördert. Gleichzeitig ist ein Konzept für die Kooperation zwischen Mitarbeitern in verschiedenen Funktionsbereichen, vor allem für die Kooperation zwischen Ärzten und Schwestern und verschiedenen fachlich-medizinischen Kompetenzbereichen, so der internistischen und spezialisierten psychosomatischen Supervision, zu entwickeln. Die Möglichkeit zur *Auswahl* geeigneter Ärzte und Krankenschwestern und zu einer intensiven Weiterbildung dieser Mitarbeiter stellt eine weitere Vorbedingung eines solchen Konzeptes dar.

3. Die *äußeren Arbeitsbedingungen* – vor allem Stellenplan und Räume – sind den Erfordernissen eines patientenzentrierten Arbeitsansatzes anzupassen. Die Berechtigung von Forderungen nach einer Verbesserung in diesem Bereich wird durch die Ergebnisse von zwei am Department für Innere Medizin der Universität Ulm durchgeführten Untersuchungen verdeutlicht:

Auf einer 17-Betten-Station mit internistisch schwerkranken Patienten stehen bei einer Besetzung mit 2 Ärzten durchschnittlich nur 4,4 Minuten pro Tag und Patient für Gesprächskontakte zur Verfügung (*Erdmann,* 1974). Die Visitendauer beträgt pro Patient durchschnittlich 3,7 Minuten. Nur weniger als 30 % dieser Zeit steht dem Patienten für eine, von seinen eigenen Bedürfnissen ausgehende Kommunikation mit dem Arzt zur Verfügung (*Siegrist,* 1972).

Die für eine patientenzentrierte Krankenversorgung zu fordernden zusätzlichen Stellen und Räume liegen dabei unterhalb des Bedarfs, wie er für die klinischen Untersuchungseinheiten der übrigen internistischen Subdisziplinen seit langem als selbstverständlich anerkannt wird.

Die *speziellen Zielvorstellungen* eines solchen integrierten psychosomatisch internistischen Arbeitsansatzes werden, ausgehend von den Bedürfnissen der Patienten einer internistischen Allgemeinstation, formuliert. Das Hauptziel dieses Arbeitsansatzes besteht unabhängig von der speziellen Problemstellung darin, mit dem Patienten eine tragfähige Arbeitsbeziehung herzustellen, in der er gegenüber Ärzten und Pflegepersonal zu einem möglichst autonomen Partner in der Behandlung seiner Krankheit wird, zugleich entsprechend seinen Bedürfnissen ausreichend emotionale Stützung und haltgewährende Führung erhält.

III. Ein Ulmer Stationskonzept

Die Abteilung Psychosomatik der Universität Ulm ist Teil des Departments für Innere Medizin, dessen Krankenstationen mit Ausnahme von Aufnahmestation, Intensivstation und Dialyseeinheit ausschließlich als internistische Allgemeinstationen geführt werden. Die Beratung der Stationsärzte in Spezialfragen der einzelnen internistischen Subdisziplinen erfolgt durch einen fest institutionalisierten Konsiliardienst der einzelnen Fachabteilungen bzw. Sektionen („Horizontaldienst“).

Versuche, den psychosomatischen Arbeitsansatz in die internistische Krankenversorgung im Rahmen eines psychosomatischen Konsiliardienstes und über eine Zusammenarbeit mit Krankenschwestern in Form von Balint-Gruppen zu erreichen, erwiesen sich als nur zum Teil befriedigend (*v. Uexküll* et al., 1973; *Köhle* et al., 1972). Die von den Kollegen dem Konsiliardienst vorgestellten Patienten konnten nur unzureichend versorgt werden, für die Psychosomatiker selbst blieb diese Arbeitssituation wegen der geringen Effizienz und des mangelnden Weiterbildungseffektes unbefriedigend (vgl. auch *Rotmann* und *Karstens,* 1974).

Vor allem fehlte den Mitarbeitern der Abteilung Psychosomatik ein gemeinsamer klinischer Arbeitsbereich – vergleichbar einem „Labor“ –, in dem sie, systematisch mit ihrer eigenen Weiterbildung verbunden, einen integrativen psychosomatischen Arbeitsansatz entwickeln konnten. Ausgehend von der Zusammenarbeit mit Krankenschwestern in Form einer „Balint“-Gruppe, begannen wir vor 6 Jahren mit dem Versuch einer solchen Entwicklung auf einer internistischen Allgemeinstation mit 15 Betten. Im Rahmen dieser Arbeit möchten wir über die bisher entwickelten Organisationsstrukturen und – zusammengefaßt – die mit diesem Konzept gemachten ersten Erfahrungen berichten, ohne dabei auf den allmählichen Prozeß der „Organisationsentwicklung“ eingehen zu können.

1. Die Mitarbeiter der Station

In Tabelle 1 sind zunächst die „vertikal“ tätigen, d. h. der Station fest zugeordneten Mitarbeiter aufgeführt, daneben diejenigen Mitarbeiter, die zusätzlich – teils für die unmittelbare Krankenversorgung, teils für Supervisionsaufgaben – mit einem Teil ihrer Arbeitszeit der Station zur Verfügung stehen („horizontal“).

Im Vergleich zu den übrigen Stationen des Departments für Innere Medizin wurde der Stellenplan um die Stelle der „psychosomatischen Schwester“ und um eine Zweitarztstelle erweitert.

Tabelle 1 Stellenplan (15-Betten-Station). „Vertikal“: fest der Station zugeordnete Mitarbeiter. „Horizontal“: Mitarbeiter auf Teilzeitbasis mit Spezialaufgaben in der Krankenversorgung und Supervision

Vertikal	Horizontal
5 Schwestern	Psychosomatiker
2 Schwesternschülerinnen	Psychologin
1 „Psychosomatische Schwester“	Sozialarbeiterin
2 Ärzte (Abt. Psychosomatik)	Krankengymnastin
1 Arzt oder Medizinalassistent (Rotationsstelle für andere Abteilung)	Seelsorger
Oberarzt (Hämatologe)	
Chefarzt (Psychosomatiker)	

Rollen und Funktionen aller Mitarbeiter durchliefen während der Entwicklung des Stationskonzeptes einen Veränderungsprozeß. Nach einer anfänglichen Tendenz zur Rollendiffusion und Angleichung der Funktionen wurde allmählich im Zusammenhang mit einer Verbesserung der Kooperation wieder eine gewisse Rollenspezifität und Aufgabenverteilung erarbeitet. Während auf Besonderheiten der übrigen Rollen hier nicht eingegangen werden kann, soll Rolle und Funktion der „psychosomatischen Schwester“ kurz dargestellt werden.

Während der Entwicklung unseres Stationskonzeptes kam der Rolle der „psychosomatischen Schwester“ besondere Bedeutung zu. Sie übernahm aufgrund ihrer Ausbildung, Erfahrung und eines entsprechenden Engagements eine koordinierende Funktion: sie versuchte einerseits die übrigen Schwestern, auf deren Auswahl wir zunächst keinen Einfluß hatten, für Veränderungen innerhalb ihres Arbeitsbereiches zu gewinnen, andererseits hatte sie die Führung in der Auseinandersetzung mit Ärzten zu übernehmen, die sich durch die Abweichung im Verhalten der Schwestern von den üblichen Erwartungen und Regeln ergab.

Im einzelnen beteiligt sich die „psychosomatische Schwester“ an der Basispflege und versucht, diese exemplarisch patientenzentriert zu gestalten. Sie berät die übrigen Schwestern bei Problemen im Umgang mit Patienten und versucht in den gemeinsamen Besprechungen, z. B. bei der Schichtübergabe, die psychosozialen Probleme der Patientem herauszuarbeiten.

2. Ansätze zur Kooperation der Mitarbeiter

Die Pflege ist nach dem „Zimmer“-System organisiert, d. h., eine Schwester trägt jeweils für die ganzheitliche Pflege einiger weniger Patienten die volle Verantwortung. Der Informationsdokumentation und dem Informationsaustausch zwischen den Schichten und zwischen Schwestern und Ärzten dient das „Kardex“-System, das anstelle der üblichen Krankenblätter und Kurven verwendet wird. Auf die Zusammenarbeit zwischen Schwestern und Ärzten wird bei den einzelnen Veranstaltungen eingegangen.

Die Integration des psychosomatischen Arbeitsansatzes in die internistische Krankenversorgung wird in der Tätigkeit von Schwestern und Ärzten angestrebt. Für die Supervision dieser Tätigkeit streben wir dagegen ein Kooperationsmodell an: Die Oberarztfunktion übt ein erfahrener und für die psychologischen und sozialen Fragestellungen offener Internist aus: er gewährleistet eine Qualitätskontrolle der internistischen Krankenversorgung. Entsprechend wird die Supervision im psychosomatischen Bereich durc weiter spezialisierte Mitarbeiter der Abteilung Psychosomatik übernommen.

3. „Die Veranstaltungen“

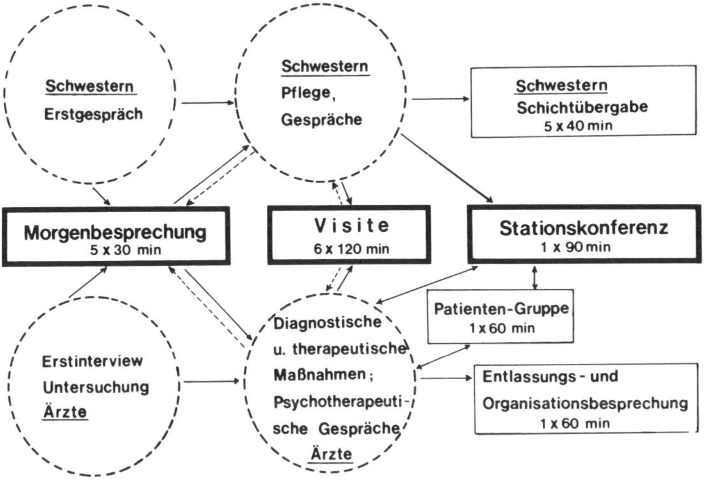

Abb. 1 Übersicht über die im Rahmen des Stationskonzeptes durchgeführten Veranstaltungen

a) Erstgespräch der Zimmer-Schwester, Erstinterview des Arztes: Am Aufnahmetag führt die für das Zimmer des Patienten zuständige Schwester ein Erstgespräch mit dem Patienten; neben der Kontaktaufnahme soll dieses Gespräch dem Patienten eine erste Orientierung über die Krankenstation ermöglichen; darüber hinaus versucht die Schwester, die speziellen Pflegebedürfnisse des Kranken und seine Erwartungen in seiner neuen Situation zu erfassen. Das Vorgehen in diesem Erstgespräch wird von uns z. Z. systematisch entwickelt; es wird mit den Schwestern der Station unter Supervision, mit Zuhilfenahme von Videoaufnahmen geübt.

Das Erstinterview des Arztes orientiert sich an der Technik der assoziativen Anamneseerhebung bzw. der klinischen Interviewtechnik, wie sie vor allem auch von *Morgan* und *Engel* (1969) beschrieben wurde.

b) Morgenbesprechung: Schwester und Arzt berichten zusammenfassend über die Erstgespräche mit den am Vortag neu aufgenommenen Patienten; anschließend wird versucht, über die psychosozialen Probleme der Patienten vorläufige Hypothesen aufzustellen und einen ersten Behandlungsplan festzulegen. Daneben werden aktuelle Probleme anderer Patienten der Station diskutiert.

c) Die Visite: Der Umgestaltung der Visite zu einer patientenzentrierten Veranstaltung kommt unseres Erachtens besonders große Bedeutung zu. Die Visite stellt neben der Erstinterviewsituation die wesentliche Möglichkeit zum direkte Kontakt zwischen Patient und Arzt bzw. Patient und ganzem Stationsteam dar. In ihrer Funktion kann die Visite mit derjenigen der Sprechstunde des niedergelassenen Arztes verglichen werden. Im Rahmen der Ausbildung kommt dieser Analogie insofern Bedeutung zu, als der künftige Umgang des Arztes mit dem Patienten vor allem auch während der Visite eingeübt wird.

Aus dieser Sicht ist es überraschend, daß über Funktion und Durchführung der ärztlichen Visite bisher praktisch keine wissenschaftlichen Untersuchungen vorliegen.

Während der Visite soll der Patient entsprechend unseren Zielvorstellungen zunächst seine Fragen und Erwartungen möglichst unbehindert vorbringen können; der Patient soll zur aktiven Beteiligung im diagnostischen und therapeutischen Prozeß ermutigt werden und hierzu in ihm verständlicher Form ausreichend Information erhalten. Neben der Informationsvermittlung können der Visite auch therapeutische Funktion – vergleichbar der von *M. Balint* entwickelten Sprechstundenpsychotherapie – zukommen; je nach Indikation werden mehr emotional stützende oder mit den Konflikten konfrontierende Interventionsformen gewählt: die Konfrontation des Patienten mit möglichen Zusammenhängen zwischen dem Auftreten seiner Beschwerden und auslösenden emotionalen oder situativen Faktoren während der täglichen Visite vermag im Rahmen des Versuchs der Einleitung einer konfliktbearbeitenden Psychotherapie während des stationären Aufenthaltes wichtige Beiträge zu leisten.

Um die Situation am Krankenbett möglichst weitgehend für das Gespräch mit dem Patienten und seine körperliche Untersuchung freizuhalten, haben wir die Visite formal in drei Abschnitte gegliedert: Vorbesprechung und Austausch von Informationen vor der Tür des Krankenzimmers, die eigentliche Visite am Bett des Patienten und die Nachbesprechung wieder außerhalb des Krankenzimmers. Die Schwestern bringen ihre Informationen während der Vorbesprechung ein. Am Bett des Patienten spielt sich die Kommunikation noch vorwiegend in der Zweierbeziehung von Arzt und Patient ab, die Einbeziehung der zuständigen Krankenschwester und anderer Visitenteilnehmer stellt für uns zumeist noch eine ungelöste Aufgabe dar.

Die Teilnahme eines psychosomatischen Konsiliarius während der Visite ermöglicht die Diskussion einzelner Interventionen; Film- und Videoaufnahmen erwiesen sich für die Weiterentwicklung des Visitenkonzeptes und die Korrektur des eigenen Verhaltens während der Visite als hilfreich.

Tabelle 2 gibt eine Übersicht über Ziele und Vorgehen während der Visite.

Tabelle 2 Ziele und Vorgehen während der Visite

	Ziele	Vorgehen
Vorbesprechung außerhalb des Zimmers	Aufstellung diagnostischer und therapeutischer Ziele	– Verbindung von Vorwissen mit neuen Informationen: Austausch zwischen Schwestern und Ärzten – Formulierung des engeren Visitenziels
Am Bett des Patienten	Berücksichtigung von: – Befinden – Bedürfnissen – Qualität des Arbeitsbündnisses – psychosomatischen Zusammenhängen – Interpretation und Gewichtung der Befunde	*Begrüßung* – „Wie geht es Ihnen heute?" und evtl. Eingehen auf Abwehr (Kann Patient Situation für sich nützen?) *Untersuchungsgang* – Open-ended-Interview (situationszentriert), evtl. mit Information, Interpretation und Stützung – Körperliche Untersuchung – Diskussion der Kurvenwerte – Einbeziehung der Umstehenden („Wir") – Angaben zur weiteren Diagnostik – Zusammenfassung der Befunde und Bewertung für den Patienten – Hinweise auf nächste Schritte – Aufforderung an den Patienten, Fragen zu stellen
Nachbesprechung	– Ergebnis der Visite – Aufgabenverteilung	– Kurze Diskussion der gemeinsamen Beobachtungen – Kritik am Vorgehen – Absprache über weitere Maßnahmen

d) Stationskonferenz: Ähnlich wir in einer „Balint"-Gruppe diskutieren hier alle Mitarbeiter der Station über einen als „schwierig" erlebten Patienten. Die unterschiedliche Wahrnehmung desselben Patienten durch verschiedene Stationsmitglieder und die Beobachtung der vielfältigen Interaktionsprozesse zwischen dem Patienten und den Stationsmitgliedern ermöglichen im allgemeinen die Bearbeitung skotomisierender Wahrnehmungsvorgänge und erlauben häufig ein Verständnis der „Schwierigkeiten"; die Konflikte erweisen sich häufig als für den Patienten charakteristische Neuinszenierungen vergangener oder gegenwärtiger Beziehungen. Gegen Ende der Konferenz wird das weitere Vorgehen im einzelnen geplant; häufig ermöglicht bereits die veränderte Wahrnehmung eine Lösung von „Schwierigkeiten" im Umgang mit Patienten.

Daneben werden in der Stationskonferenz auch Probleme des Teams diskutiert.

e) Schichtübergabe der Schwestern: Der mit der Schichtarbeit der Schwestern verbundene häufige Wechsel der Bezugspersonen der Patienten erfordert einen intensiven Informationsaustausch und die sorgfältige Absprache über die Betreuung der Patienten. Die schriftliche Fixierung wichtiger Beobachtungen und Vereinbarungen für das weitere Vorgehen in dem von uns verwendeten Informationssystem („Kardex") hat sich dabei bewährt.

f) Entlassungs- und Organisationsbesprechung: Hier wird versucht, die Erfahrungen mit einzelnen, während der Vorwoche entlassenen Patienten kritisch zu diskutieren. Daneben werden Probleme der organisatorischen Weiterentwicklung der Station besprochen.

g) Patientengruppe: Sie soll die Kommunikation unter den Patienten sowie zwischen Patienten und Stationspersonal fördern; den Patienten bietet sie die Möglichkeit, gemeinsam auch Kritik gegenüber einzelnen Mitarbeitern der Station bzw. gegenüber der Station als ganzem zu formulieren. Die Besprechung gemeinsamer psychosozialer Probleme von Patienten kann daneben auch das Bewußtsein für Konflikte im psychologischen Bereich fördern. Die kurze Dauer des stationären Aufenthaltes und der große Anteil schwerkranker, nicht aufstehfähiger Patienten erschwert diese Form der Gruppenarbeit. Daneben versuchen wir, informelle Kontakte der Patienten zu fördern.

4. Die Weiterbildung der Mitarbeiter der Station

Die Ärzte der Station befinden sich zugleich in internistischer und psychoanalytischer Weiterbildung, die Tätigkeit im Rahmen des dargestellten Stationskonzepts lag bisher allerdings vorwiegend während der ersten zweieinhalb Jahre dieser Weiterbildung. Die Supervisionsmöglichkeiten im Rahmen des Stationskonzeptes werden ergänzt durch Fallseminare der Abteilung Psychosomatik und durch die Supervision psychotherapeutisch behandelter Patienten im Rahmen der Weiterbildung.

Für das Pflegepersonal dieser Station führen wir erstmals seit April 1975 einen einjährigen Vollzeitweiterbildungskurs „patientenzentrierte Pflege/psychosomatische Medizin" durch.

An diesem Kurs nehmen z. Z. insgesamt 15 diplomierte Krankenschwestern in zwei Gruppen teil: jeweils eine Gruppe bildet für drei Wochen die Stationsbesetzung, die andere Gruppe befindet sich im eigentlichen Kursteil; sie hat während dieser Zeit „Studenten"-Status. Zweimal wöchentlich treffen sich beide Gruppen in Plenumsveranstaltungen: zum gemeinsamen Interaktionstraining und zur Diskussion organisatorischer Probleme.

Ausbildungsbereiche sind neben der Theorie der psychosomatischen Medizin vor allem Verhaltensschulung („patientenzentrierte Pflege“) und „Organisationsentwicklung“, d. h. die Förderung der eigenen Beteiligung an der Bearbeitung institutioneller Probleme. Einen Überblick über die Ausbildungsveranstaltungen in den einzelnen Ausbildungsbereichen gibt Tabelle 3.

Die zeitweise Freistellung der Schwestern während des Kurses von der eigentlichen Krankenpflege erleichtert die Reflexion ihrer traditionellen Rollenverpflichtungen; hierdurch werden in erstaunlichem Ausmaß sowohl die Diskussion der Beziehung zwischen Schwestern und Ärzten als auch neue Initiativen in der Krankenpflege selbst gefördert.

Tabelle 3 Übersicht über Organisation des Weiterbildungskurses „patientenzentrierte Pflege/psychosomatische Medizin“ für Pflegepersonal

Ausbildungs-bereiche	Verhaltensschulung patientenzentrierte Pflege	Organisationsentwicklung Verbesserung der Pflegeorganisation	Theorie der psychosomatischen Medizin
Ausbildungsveranstaltungen	Interviewtraining (Erstgespräche) Supervision während der Pflege (Pflegevisite) „Balint“-Gruppen Interaktionstrainingsgruppe	Teamarbeit auf Station Interaktionsgruppe Workshops – Systeme der Pflegeorganisation – Vergleichende Pflegemethodik Informationssysteme in der Pflege („Kardex“)	Workshop – Unterricht – Entwicklungspsychologie – Medizinische Psychologie und Soziologie – Neurosen – psychosomatische Krankheiten – Psychiatrie Sozialpsychologie und Soziologie medizinischer Institutionen – stützende Psychotherapie u.a.m.

5. Was leistet das Ulmer Stationskonzept?

a) Diagnostik

Alle Kranken werden von Anfang an unter psychosomatischen Gesichtspunkten untersucht, das heißt internistisch und gleichzeitig psychologisch. Die Ergebnisse der Interviews werden durch die Informationen der anderen Teammitglieder ergänzt; entscheidend vertieft werden diese diagnostischen Möglichkeiten dadurch, daß der Patient im sozialen Feld der Station seine konflikthaften Beziehungsmuster häufig „szenisch" reproduziert und diese dadurch der direkten Beobachtung zugänglich werden können. Ein solcher integrativer psychosomatischer Arbeitsansatz bietet gegenüber dem konventionellen Versuch, die internistische Diagnostik durch einen psychosomatisch-psychotherapeutischen Konsiliardienst zu ergänzen, entscheidende Vorteile: Das Krankheitsbild kann als Einheit, die Wechselwirkung zwischen körperlichen, seelischen und sozialen Faktoren im Zusammenhang gesehen werden; die Patienten werden nicht mehr von für diesen Arbeitsbereich nicht ausgebildeten Kollegen nach fachfremden Kriterien selektioniert und nicht erst in einer häufig bereits zugespitzten Konfliktsituation, nach Ausschluß von Organbefunden und womöglich kurz vor der Entlassung, dem Psychosomatiker zugewiesen. Dem Patienten wird das Akzeptieren der Bedeutung von psychosozialen Konflikten im Rahmen seiner Erkrankung nicht durch ein „Abgeschobenwerden" erschwert[4]. Die Möglichkeit zur Verlaufsbeobachtung erleichtert eine ausgewogene Gewichtung der einzelnen Aspekte und – bei entsprechender Indikationsstellung – die frühzeitige Einleitung therapeutischer Maßnahmen.

Die Veränderung des diagnostischen Umgangs, der „Situation", in der der Kranke untersucht wird, hat jedoch noch weiterreichende Folgen, über die hier nur andeutungsweise berichtet werden kann: Überraschend häufig treten Zusammenhänge zwischen pathologischen körperlichen Vorgängen und bisher verborgenen psychischen oder sozialen Konflikten in Erscheinung; die für die Gruppe der Untersucher hierdurch hervorgerufene emotionale Belastung und die als Folge häufig resultierenden Abwehrvorgänge geben einen Hinweis darauf, wie gewaltsam menschliche Krankheit häufig in ihren Dimensionen verkürzt werden muß, um in den Verfahrensgang medizinischer Institutionen zu „passen". Mit welch vehementen Konflikten es eine „anthropologische Medizin" (*von Weizsäcker*) hier zu tun bekommt, wird oft besonders augenscheinlich, wenn man sich auf einen intensiveren Umgang mit jüngeren Patienten einläßt, die an schweren, zum Tode führenden Organerkrankungen leiden, wenn man etwa versucht, die tödliche Erkrankung auch im Zusammenhang mit der Pathologie etwa ihrer Familie zu sehen. Unter günstigen Umständen können sich unter den Lebensbedingungen auf einer solchen Krankenstation auch scheinbar bereits in einer Eigengesetzlichkeit erstarrte körperliche Fehlfunktionen (häufig als sogenannte Zerreißung des psychophysiologischen Zusammenhangs bezeichnet) wieder in ihrer ursprünglichen Verknüpfung mit dem psychosozialen Kontext darstellen:

Ein 45jähriger „hirngeschädigter", debiler Mann, der seit Jahren in einer psychiatrischen Anstalt lebt, wird wegen einer seit Monaten „fixierten", medikamentös schlecht behandelbar gewordenen Hypertonie eingewiesen. Es wird eine beidseitige Nierenarterienstenose diagnostiziert, der Patient wurde später operiert. Allerdings sanken die Blutdruckwerte erst in den Normbereich ab, als es dem Patienten gelang, freundliche Beziehungen zu Mitpatienten aufzunehmen. In Spannungssituationen, vor allem bei der Trennung von Mitpatienten wegen deren Entlassung, stiegen die Blutdruckwerte wiederholt kritisch an.

Dieses Beispiel zeigt, daß es sich bei psychosomatischen Fragestellungen nicht um ein Entweder („organisch")-Oder („psychisch") handeln kann, sondern daß die Diagnostik von Schädigungen der Organstruktur und Organfunktionen durch die gleichzeitige Diagnostik der sozialen Beziehungen, der innerpsychischen Konflikte ergänzt werden sollte.

Schließlich sei darauf hingewiesen, daß die psychosomatische Diagnostik auch Widerstände bei Patienten und Untersuchern gegen ein solches Vorgehen überwinden muß. Diese Widerstände hängen damit zusammen, daß die pathogenen Konflikte für den Betroffenen immer „selbstverborgen" sind und das Verhalten der Kranken häufig von einem Bemühen um eine Anpassung an die Normen ihrer sozialen Bezugsgruppen und um soziale „Unauffälligkeit bestimmt wird. Psychosomatische Diagnostik gewinnt so oft den Charakter eines „aktiven Eingriffes". Dieser „Eingriff" kann sich für den Untersucher mit dem Gefühl des „Eindringens", „Verletzens" verbinden und in ihm Abwehrvorgänge auslösen.

Wir kennen diese Widerstände aus unserer eigenen Ausbildung, aus der Weiterbildung der Schwestern und – besonders intensiv – aus der Schilderung von Erlebnissen der Studenten während des „psychosomatischen Praktikums". Diese Widerstände sind verständlicherweise um so geringer, je mehr es innerhalb eines Stationskonzeptes gelingt, tatsächliche Behandlungsmöglichkeiten für die Konflikte des Patienten anzubieten oder dem Kranken zu helfen, die Unlösbarkeit eines Konfliktes im Rahmen eines Trauerprozesses zu akzeptieren.

b) Therapie

Jeder spezielleren Behandlungsform geht das Bemühen um den Aufbau eines tragfähigen *Arbeitsbündnisses* mit dem Patienten als einem möglichst gut informierten, für seine eigene Behandlung mitverantwortlichen Partner voraus, der an möglichst vielen Entscheidungen mitbeteiligt wird. Jeder Patient wird – abgesehen von den sehr seltenen Fällen, in denen dies ein Patient ausdrücklich ablehnt – über das Wesen seiner Erkrankung und die Erfordernisse seiner Behandlung möglichst ausführlich und in einer für den Patienten verständlicher Form informiert, auch und gerade im Falle einer Malignomerkrankung oder anderen Erkrankungen mit der Möglichkeit einer schlechten Prognose.

Krankheitsverhalten
Probleme des Krankheitsverhaltens – etwa das Verhalten eines Dialysepatienten, der sich durch zu viel Trinken selbst gefährdet – können in ihrer Bedeutung als ein Mittel der Auseinandersetzung zwischen dem Patienten und seiner Umwelt häufig erst dadurch verstanden und einer Bearbeitung zugänglich gemacht werden, daß der Patient diese Auseinandersetzung gegenüber Mitarbeitern der Station, sozusagen als Vertretern der Bezugspersonen seiner Umwelt, reproduziert und sein selbstschädigendes Verhalten dadurch der direkten Beobachtung und Bearbeitung zugänglich wird.

Krankheitsverarbeitung
Bei dem dargestellten Patientengut der Station spielt die Unterstützung der Krankheitsverarbeitung, vor allem bei schwerkranken und todkranken Patienten, eine besondere Rolle.

Insgesamt erwies es sich, daß auch zu Tode kranke und sterbende Patienten in der Lage sind, depressive Zurückgezogenheit, Wut und Verzweiflung zu überwinden, wenn ihre Umgebung sie auch in dieser Lebenssituation als menschliche Partner zu akzeptieren vermag. Den Mitarbeitern auf Station wird die schwierige Zuwendung zu diesen Kranken bis zu einem gewissen Grade dadurch deutlich erleichtert, daß sich die Teammitglieder in gegenseitiger Absprache ergänzen, unterstützen und sich im Falle einer unerträglichen eigenen Belastung in der Betreuung ablösen können, das heißt, sich das Gesamtteam in die Betreuung teilt; dies ermöglicht auch eine kontinuierliche Betreuung des Patienten und trägt andererseits dazu bei, daß die einzelnen Mitarbeiter emotional nicht zu sehr überfordert werden.

Konfliktbearbeitendes psychotherapeutisches Vorgehen
Patienten, bei denen die Überlegungen zur Pathogenese ein konfliktbearbeitendes, psychotherapeutisches Vorgehen im engeren Sinne indiziert erscheinen lassen, ermöglicht das Stationskonzept zunächst einen Schutz vor weiterer Chronifizierung von Beschwerden im Sinne einer körperbezogenen Erkrankung: Überflüssige Untersuchungen, die ihrerseits – wie oft in medizinischen Institutionen – einen weiteren „Somatisierungsdruck" ausüben, können vermieden werden[5].

Neben psychotherapeutischen Gesprächen im engeren Sinne fördert in unserem Stationskonzept der Umgang mit den Mitarbeitern im Rahmen der dargestellten „Veranstaltungen" und bei informellen Gelegenheiten die Bildung eines Bewußtseins von Konflikten im psychosozialen Bereich. Dieser Prozeß ist bei vielen Kranken wichtig, um sie – es fehlt ihnen das Konfliktbewußtsein und die Motivation zur Psychotherapie – erst überhaupt einer psychotherapeutischen Behandlung zugänglich zu machen.

Das Stationsmilieu stellt einerseits einen haltbietenden Schutzraum dar, der umschriebene Regressionsprozesse als Voraussetzung einer inneren Umstrukturierung oder Wandlung fördert, andererseits ermöglicht es ein konfrontierendes Vorgehen im Sinne regelmäßiger Hinweise und auch für den Patienten beobachtbare Zusammenhänge zwischen bestimmten Situationen und dem Auftreten von Symptomen.

Bereits in Psychotherapie befindliche Patienten können im Stationsalltag Ansätze zu neuen Verhaltensweisen mit nicht mitagierenden Partnern erproben. In der Therapie auftretende Ängste und Widerstände können auch von anderen Mitarbeitern unterstützend mitbearbeitet werden. Entsprechende Erfahrungen von Mitpatienten können diesen Prozeß ebenso unterstützen wir die Einbeziehung von für den Kranken wichtigen Angehörigen, deren Einstellung die Behandlung zu blockieren droht.

Zusammengefaßt vermag unserer Erfahrung nach der Aufenthalt auf dieser Krankenstation nicht selten entscheidend dazu beitragen, sonst kaum motivierbare Patienten für eine weitergehende psychotherapeutische Behandlung zu gewinnen.

Bei schwergestörten, ichschwachen psychosomatisch Kranken können in diesem Milieu bedrohliche Dekompensationsvorgänge durch das Angebot zuverlässiger Objektbeziehungen und ichstützender Maßnahmen häufig aufgefangen werden. Ein derartiges Stationsmilieu scheint uns eine Conditio sine qua non für eine längerfristig intensive „supportive" Therapie (vgl. *Freyberger* und *Speidel*) von Patienten mit schweren psychosomatischen Erkrankungen, wie etwa schweren Formen von Colitis ulcerosa usw. Dieser Therapieansatz wird am besten mit der internistischen Krankenversorgung und vor allem der Krankenpflege verbunden; unserer Ansicht nach ist er nur auf diese Weise dauerhaft außerhalb spezieller Forschungsprojekte, die von den jeweiligen Mitarbeitern einen ungewöhnlich intensiven Einsatz verlangen, institutionalisierbar.

Angemerkt sei, daß der Wert eines solchen Stationskonzepts für die Krankenbehandlung nicht nur darin liegt, daß sich therapeutische Maßnahmen günstig für die Patienten auswirken, sondern ganz wesentlich auch darin, daß sich Schädigungen durch den Krankenhausaufenthalt vermeiden lassen. Vor allem in der Anfangsphase des Projektes waren viele für uns besonders eindrucksvolle „Behandlungserfolge" vor allem auch darauf zurückzuführen, daß es uns gelang, solche Schädigungen rückgängig zu machen, nachdem wir die Zusammenhänge verstehen gelernt hatten. Später wurden solche „Erfolge" gelegentlich sogar vermißt: Es fällt sehr viel weniger auf, wenn die Vermeidung bestimmter Beeinträchtigungen zur Routine geworden ist[6].

6. Ein Beispiel: der Erfahrungsbericht einer Krankenschwester (A. Erath-Vog

Es handelt sich in diesem Bericht um eine 15jährige Patientin, Helga, mit einer akuten Leukämie, die im Verlauf der 8 Monate, während derer ich das Mädchen kannte, bei uns mehrmals stationär aufgenommen war und schließlich auch auf der Station im septischen Schock verstarb. Sie war eine der vielen auf unserer allgemein-internistischen Station behandelten und betreuten, sterbenskranken Patienten. Das Umgehen mit diesen Patienten erfordert von allen Mitgliedern des Behandlungsteams, daß sie mit ihren eigenen Ängsten in der Konfrontation mit dem Sterben und Tod bei den Patienten hinreichend vertraut sind und auch mit diesen Ängsten umgehen können; denn alle Patienten bei uns sind über ihre Krankheit und deren Behandlungsmöglichkeiten weitgehend aufgeklärt, was zur Folge hat, daß über die damit zusammenhängenden Erlebnisse und Probleme mit den betroffenen Patienten sehr offen gesprochen werden kann. An dem folgenden Beispiel soll gezeigt werden, wie das therapeutische Team mit den auftretenden Schwierigkeiten umgeht.

Während dieses Zeitraumes der 8-monatigen Betreuungsarbeit mit der 15jährigen Patientin war ich Teilnehmerin an dem Vollzeitweiterbildungskurs für Krankenschwestern in patientenzentrierter Pflege und psychosomatischer Medizin. Eine Supervision in dieser Arbeit bekam ich einerseits durch eine leitende Krankenschwester, die eine psychosomatische Zusatzausbildung hatte, und andererseits durch regelmäßige Besprechungen im ärztlichen und pflegerischen Behandlungsteam. Hier hatten wir alle die Gelegenheit, unsere jeweiligen Erfahrungen mit der Patientin mitzuteilen und uns über deren Bedeutung für die Patientin und für uns bewußter zu werden.

Helga konnte ihre eigenen Empfindungen, Erlebnisse und auch Bedürfnisse sehr gut ausdrücken und verbalisieren, teils in einer symbolischen Form teils direkt. So beschrieb sie beispielsweise im Zusammenhang mit einer Knochenmarkspunktion meine Rolle einmal als die einer Mittlerin zwischen ihr und dem Arzt. Bildhaft hatte sie mich dabei als Brücke beschrieben, während über sie als die Straße der Arzt als Auto kreuz und quer hinwegfuhr. Während ihres letzten 10-wöchigen Aufenthaltes wollte Helga, daß sie parallel von zwei Ärzten behandelt würde: der eine sollte mit ihr über die anfallenden Schwierigkeiten und Bedürfnisse sprechen, während der andere die Punktionen, Blutabnahmen und ähnliche medizinische Prozeduren durchführte. Sie konnte es nicht mehr ertragen, daß derjenige, der mit ihr über ihre Empfindungen sprach, auch gleichzeitig derjenige war, der ihr Schmerzen bereitete. Wir besprachen diesen Wunsch des Mädchens in der Gruppe unter dem Gesichtspunkt, daß dieser Wunsch nach Funktionstrennung vielleicht auch unterschiedlichen Empfindungen in ihr selbst entsprechen könnte: nämlich Wut – und Ärgeranteile auf der einen und Möglichkeiten zu zärtlichem und liebevollem Umgehen mit Bezugspersonen auf der anderen Seite. In dieser Besprechung kam dann auch zur Sprache, daß wir den Eindruck gewannen, das Mädchen habe Angst vor Abhängigkeiten zur Mitarbeitern des Teams, und daß diese Angst bei dem Mädchen eine Rückzugstendenz bewirkte. Wir verstanden diese Rückzugstendenz auch als indirektes aggressives Verhalten gegen die Gruppe, eine Aggression, die das Mädchen nicht voll austragen konnte, weil sie sich sonst ja unserer Zuwendung nicht mehr sicher sein konnte. Die mögliche Rivalität unter den beiden behandelnden Ärzten konnten wir durch wiederholte Aussprachen in der Gruppe vermeiden, insbesondere dadurch, daß es ja eine bewußte Entscheidung auch im Sinne des Mädchens war, daß der eine Arzt die schmerzzufügende Rolle übernahm.

Das Mädchen erlebte sich oft selbst als „ungezogen“ und meinte dazu, daß sie es dann als ihre Strafe ansehen müßte, wenn bei der nächsten Blutabnahme ein mehrmaliges Stechen erforderlich war. Auch empfand sie die ganze Krankheit als eine Strafe. Dieses Strafproblem war häufig Inhalt von Einzelgesprächen. In diesen Gesprächen zeigte sich, daß dieses Gefühl, bestraft zu werden wohl auch eine Wurzel in ihren sehr aggressiven Gefühlen und Äußerungen gegenüber ihren Eltern und vor allem gegenüber ihrem kleinen Bruder hatte. Diese aggressiven Gefühle und Äußerungen verstanden wir als eine Reaktion darauf, daß sie ihre Familie als gesund und munter erlebte, während sie sich selber zunehmend schlechter fühlte. Auf ihre aggressiven Angriffe reagierte ihre Familie vermehrt mit Geschenken, um sich auf diese Weise von Vorwürfen und Ansprüchen seitens der Patientin zu entlasten. Natürlich aber konnte das Mädchen dieses Beschenktwerden nur als ein Abgeschobenwerden durch die Familie erleben, da sie dabei ja Gefühle von Zuwendung vermissen mußte; denn es war ja auch ein Mißverständnis: eigentlich brauchte das Mädchen von ihrer Familie Verständnis für ihre ärgerlichen und aggressiven Gefühle; die Eltern aber konnten sich dieser Gefühle wegen von dem Mädchen nur abgelehnt fühlen. Wir versuchten, diesen Konflikt mit den Eltern sehr ausführlich zu besprechen. Als ihnen dabei jedoch deutlich wurde, daß sie die aggressiven Gefühle und Verhaltensweisen des Mädchens als Ablehnung und nicht als Appell verstanden hatten und deshalb die Geschenke auch nur ein unzulänglicher Trost sein konnten, zogen sich die Eltern zunächst für einige Zeit von uns zurück. Eines Tages aber kam die Mutter dann doch und teilte uns mit, wie sehr sie unter den starken Aggressionen von Helga litt, und daß sie nun nicht mehr wisse, wie sie damit umgehen solle. Wir versuchten deshalb erneut der Mutter zu erläutern, daß Helga sehr viel Zuwendung brauche, und daß sie ja verständlicherweise ärgerlich und wütend auf die gesunden und zurückbleibenden

Menschen sei, gelegentlich z. B. auch auf das Pflegepersonal; da wurde es den Eltern dann allmählich doch sehr viel leichter, mit uns kooperativ zusammenzuarbeiten.

Seit dieser Zeit fiel es dann auch Helga merklich leichter, nicht mehr so aggressiv zu reagieren und andererseits uns ihre Ängste direkter mitzuteilen. Z. T. tat sie dies in der Form von überstark empfundenen Schmerzen. Jede Knochenmarkspunktionsstelle tat ihr entsetzlich weh, bis das histologische Ergebnis vorlag. In einem Gespräch stellte Helga diesen Zusammenhang selber her und realisierte dann auch, daß ihre Körpertemperatur z. B. immer dann etwas höher war, wenn sie besonders Angst vor etwas hatte. Seit sie von unserer wie auch von der Seite der Eltern mehr Verständnis für ihr eigenes Verhalten bekommen konnte, wurde sie auch sehr sensibel ihren Mitmenschen gegenüber.

Etwa zwei Wochen vor ihrem Tode wurde unter den behandelnden Ärzten diskutiert, ob man nicht die Therapie absetzen solle, um dem Mädchen die belastenden Nebenwirkungen zu ersparen, da ja doch die Krankheit des Mädchens auf die Behandlung nicht mehr ansprach. Die Entscheidung, die Therapie abzusetzen, wurde dann dem Mädchen von dem Oberarzt mitgeteilt, worauf sie sehr starke Knochenschmerzen bekam. An diesem Abend setzte ich mich zu dem Mädchen an ihr Bett, um ihr Gelegenheit zu geben, über ihre Gefühle im Zusammenhang mit dieser Mitteilung zu sprechen. Dabei beklagte sich das Mädchen bitter, daß niemand sie während des Gespräches über die Therapieabsetzung angesehen hätte. Sie erlebte diesen mangelnden Blickkontakt so, daß sie meinte, der Oberarzt habe Angst gehabt, ihr mitteilen zu müssen, daß er sie, medizinisch gesehen, aufgeben müsse. Sie sagte, daß ihr der bis jetzt als so mächtig erlebte Arzt nun als so machtlos vorkomme, und daß dieser Machtverlust bei ihr Schrecken ausgelöst habe. Sie sei jetzt nur noch ein Fall, bei dem den Ärzten nicht mehr klar sei, wie sie mit ihr umgehen sollten. Im Rahmen dieses eingehenden Gespräches äußerte das Mädchen dann mehrmals ihre große Angst davor, daß es endgültig aus mit ihr sei, und daß sie sterben müsse. Dazu mußte ich ihr sagen, daß diese Angst sicherlich sehr groß sei, aber daß es andererseits auch niemanden geben könne, der ihr diese Angst abnehme. Daraufhin erwiderte sie zu meiner Überraschung, daß ihre starken Knochenschmerzen jetzt verschwunden seien. Möglicherweise hat die Tatsache, daß ich mit ihr gemeinsam ihre Angst ausgehalten habe, zu einer erheblichen Erleichterung für das Mädchen geführt.

Wenn Helga schmerzfrei war, und es ihr auch sonst gut ging, war sie hoffnungsvoll und gelegentlich sogar davon überzeugt, daß sie noch eine Ausbildung als Krankenschwester machen könnte. Sobald dann aber ein Mitarbeiter des Teams mit ihr darüber sprach und auch nur andeutete, daß das sehr ferngesteckte Ziele wären, meinte sie dann immer wieder, daß sie das sehr genau wisse, und daß wir ihr ruhig diese Träume lassen sollten.

Auf der einen Seite war es ja verständlich, daß das Mädchen sich einen Beruf aussuchte, in dem sie anderen, kranken Menschen helfen konnte, so wie sie jetzt selber in einer hilfsbedürftigen Lage war, andererseits waren diese Berufspläne angesichts des Krankheitszustandes des Mädchens natürlich sehr unrealistisch. Für uns brachte es große Schwierigkeiten, und wir kamen uns teilweise sehr brutal vor, wenn wir versuchten, ihr diese Hoffnungen und Träume nehmen zu wollen. In den Teambesprechungen wurde uns deutlich, daß es doch sehr wichtig sei, dem Mädchen diese Träume zu lassen zumal sie ja selber wußte, wie unrealistisch sie waren. Uns wurde dabei auch klar, daß wir wohl zu häufig versuchten, den Patienten unser eigenes Realitätsdenken aufzudrängen. Sehr viel Schwierigkeiten gab es auch, als Helga zu ihrem 16. Geburtstag nach Hause wollte und nur noch für diesen Besuch lebte. Es ging ihr damals, etwa 2 Wochen vor ihrem Tode, schon sehr schlecht, sie blutete stark und hatte auch hohe Temperaturen; trotzdem hoffte sie, daß sie doch dieses Geburtstagswochenende zu Hause verbringen könne. Wir berieten sehr lange, ob wir dieses Risiko für sie tragen könnten, ob sie diesen Besuch körperlich bestehen könnte und ob bei ihr in diesem Wunsch nicht doch zum Ausdruck käme, daß sie ein starkes Bedürfnis nach einer Leugnung der Realität hatte und mit ihrem Besuch vor sich und anderen dokumentieren wollte, daß sie eigentlich noch nicht sterbenskrank war. Die Gruppe kam zu dem Schluß, offen mit der Patientin über ihren Wunsch zu sprechen und auch über das mit dem häuslichen Besuch verbundene Risiko. Bei diesem Gespräch ergab sich dann, daß Helga die Gefahr völlig realistisch einschätzte und auch den Wunsch hatte, auf der Station zu sterben, daß sie aber andererseits doch noch einmal von zu Hause Abschied nehmen wollte. Der Besuch fand dann statt, und Helga verteilte alle ihr lieb gewordenen Dinge an ihre Familienmitglieder. Bei der Rückkehr ins Krankenhaus waren die Eltern des Mädchens sehr aufgelöst und weinten lange. Sie waren zwar darauf vorbereitet, daß das Leben des Mädchens früh beendet sein würde, aber sie konnten doch nicht verstehen, daß das Mädchen bereits Abschied nahm, wo sie doch noch lebte. In einem stützenden Gespräch versuchte ein Arzt von der Station, den Eltern zu vermitteln, wie sehr für das Mädchen dieses Abschiednehmen ein Schritt bei der Vorbereitung war, das bevorstehende Sterben auch annehmen zu können.

Die folgenden zwei Tage vor dem Tod des Mädchens waren für alle die schwierigsten. Helga hatte sehr starke Schmerzen, wollte aber keine Medikamente zur Schmerzabdämpfung nehmen. Ihr war es wichtig nicht durch die Schmerzmittel gedämpft zu sein, wenn sie sterben würde. Wir redeten in diesen Tagen sehr viel mit ihr, sie konnte aus Angst nicht mehr allein sein und immer mußte jemand zur Verfügung stehen, dem sie ihre Ängste würde mitteilen können. So wechselten wir uns in der Betreuung des Mädchens ab, und es war für alle eine große Belastung und gelegentlich auch Überwindung, mit der Trauer und Wut, Enttäuschung, Ablehnung und Angst des Mädchens fertig zu werden. Am letzten Tag bot ihr dann eine Schwester noch einmal schmerzlindernde Medikamente an, und das Mädchen meinte darauf hin, ja, jetzt wolle sie Medikamente nehmen, jetzt könne sie nicht mehr kämpfen. Daraufhin wurde sie dann auch ruhiger. Sie starb schließlich im Beisein ihrer Eltern und einer Krankenschwester, die es als erleichternd empfand, wie ruhig Helga gestorben ist.

Möglicherweise gibt es im Umgang mit anderen Sterbenden häufig noch viel mehr Probleme, die jedoch bei Helga nicht so zum Vorschein kamen, da sie offen und aufgeschlossen war, und viele der anstehenden Probleme mit ihr sofort besprochen werden konnten. Eine wesentliche Voraussetzung für diese offenen Gespräche war gewiß auch die nur zeitweilig bedrohte Vertrauensbasis, die sich zwischen dem Personal und der Patientin entwickelt hatte. Bei der Entwicklung einer solchen Vertrauensbasis ist es oft nicht einfach, das Maß an Nähe und Distanz richtig zu wählen, so daß einerseits die anstehenden Bedürfnisse für alle erfüllt werden können, andererseits aber übermäßige Erwartungen nicht entstehen. In Bezug auf Helga war es für mich am Anfang sehr schwierig, das Mittel zwischen Nähe und Distanz zu finden, da ich mich sehr stark mit diesem jungen Mädchen identifiziert hatte. Nachdem sie gestorben war, wurde mir erst richtig deutlich, wie nahe ich ihr gestanden hatte, und ich hatte diese Nähe und Identifikation wahrscheinlich nur deshalb so gut ertragen können, weil ich dabei von der Gruppe gestützt wurde. Erst meine psychosomatische Zusatzausbildung hat mir dann gezeigt, wie man gute und tragende Beziehungen zu sterbenskranken Patienten aufbauen kann, ohne dabei in ein zu enges Beziehungsverhältnis zu kommen. Ich habe aber auch festgestellt, daß die Arbeit mit sterbenskranken Patienten nur möglich ist, wenn diese Arbeit im Rahmen einer Mitarbeitergruppe geschieht, und ich durch diese Gruppe beim Besprechen der auftretenden Probleme Hilfe und Unterstützung bekomme.

IV. Probleme des Stationskonzeptes und Grenzen der Arbeitsmöglichkeiten

Die Grenzen werden bisher vor allem durch den Stand der Weiterbildung der Mitarbeiter im Bereich der Psychotherapie bestimmt. Der Widerstand der somatisch und psychosomatisch kranken Patienten gegen die Anerkennung der Bedeutung psychosozialer Faktoren am Krankheitsgeschehen, die Notwendigkeit, die psychotherapeutischen Interventionen in den Gesprächen flexibel den situativen Gegebenheiten anzupassen, die Kürze der zur Verfügung stehenden Zeit und die oft schwierige Überschaubarkeit der Gruppenprozesse stellen an die psychotherapeutische Weiterbildung sehr hohe Anforderungen.

Die vermehrte Konfrontation mit der psychosozialen Problematik von Patienten kann, vor allem auch beim Pflegepersonal, zu einer verstärkten Konfrontation mit eigenen seelischen Konflikten und damit zu großen emotionalen Belastungen und auch zu einer Verunsicherung in der beruflichen Identität führen. Der von uns durchgeführte Weiterbildungskurs wurde unter anderem aus diesen Erfahrungen heraus entwickelt.

Bei der Vielzahl der realen sozialen Beziehungen der Patienten zu verschiedenen Teammitgliedern und der Vielzahl von Möglichkeiten zu Übertragungs- und Gegenübertragungsreaktionen im weiteren Sinne besteht eine der schwierigsten Aufgaben in der Koordination des diagnostischen und therapeutischen Vorgehens im Rahmen *eines* psychologischen Konzeptes. Das von uns benützte psychoanalytische Konzept, das ein dynamisches Verständnis sowohl der intrapsychischen Konflikte als auch der Interaktionsvorgänge zwischen Patienten und Mitarbeitern der Station ermöglicht, scheint uns nach wie vor für die Bedürfnisse der klinischen Psychosomatik den differenziertesten Verständnisansatz zu bieten; eine wichtige Ergänzung hierzu stellen Ansätze aus der sozialtherapeutischen Arbeit dar.

Eine Gefahr für die klinische Psychosomatik besteht unserer Erfahrung nach darin, zugunsten einer scheinbar leichteren Praktikabilität im Bemühen um den Erwerb eines differenzierten psychodynamischen Verständnisansatzes in der ja immer komplexen und in vieler Hinsicht belastenden klinischen Situation zu früh zu kapitulieren; es kommt dann leicht zu der bereits von *V. von Weizsäcker* (1949) beklagten Situation, daß hochdifferenzierten Verständnisansätzen im Bereich der naturwissenschaftlichen Medizin eine Art „Hausmacherpsychologie", ein Verständnis psychosozialer Probleme aufgrund des „gesunden Menschenverstandes", gegenübersteht.

Die ambulante Nachbehandlung entlassener Patienten konnten wir bisher nur für einen kleineren Teil der Kranken befriedigend lösen. Die weitere psychotherapeutische Betreuung können wir nur in Einzelfällen selbst im Rahmen der Weiterbildung übernehmen. Eine psychosomatisch geführte internistische Allgemeinstation steht noch weitgehend isoliert im medizinischen Versorgungssystem; wir versuchen, mit entsprechend weitergebildeten niedergelassenen Ärzten zusammenzuarbeiten; dies ist uns bisher jedoch nur in Einzelfällen gelungen.

Abschließend möchten wir mit Nachdruck darauf hinweisen, daß unseren Erfahrungen nach das Gelingen einer Integration des psychosomatischen Arbeitsansatzes in die internistische Krankenversorgung entscheidend von der gegenseitigen Kooperationsbereitschaft von Internisten und Psychosomatikern abhängig ist. Dies gilt ebenso für den gesamten institutionellen Rahmen wie für die konkrete Arbeit auf der Station. Während auf der Ebene einer direkten Krankenversorgung, auch an einer Universitätsklinik, die volle Integration der beiden Arbeitsansätze für Schwestern und Ärzte möglich scheint, sind die Supervisionsaufgaben nur in seltensten Ausnahmefällen durch *einen* psychosomatischen Kliniker durchführbar. Der Grund hierfür liegt sowohl in der Anforderung, hochqualifizierte Weiterbildung gleichzeitig in den Arbeitsbereichen der somatischen und der psychologischen Medizin fortzuführen, als auch an dem bisher nur von wenigen gelösten Problem, eine der Integrationsaufgabe entsprechende berufliche Identität finden zu können. Unsere Erfahrung spricht jedoch dafür, daß die Arbeit im Rahmen des dargestellten Stationskonzeptes zu der Entwicklung einer solchen Identität einen wesentlichen Beitrag zu leisten vermag.

Anmerkungen

1 An der Entwicklung des dargestellten Stationskonzeptes sowie des ihm angegliederten Weiterbildungskonzeptes für das Pflegepersonal waren bzw. sind folgende frühere bzw. gegenwärtige Mitarbeiter der Abteilung Psychosomatik der Universität Ulm beteiligt: *H. Bosch, A. Erath-Vogt, D. Böck, E. Gaus, A. Grauhan, M. Klingenburg, G. Paar, M. Rassek, K.-H. Schultheis, C. Simons, H. Urban, J. Zenz.* Besonderen Dank schulden wir Herrn Prof. *B. Kubanek*, Abt. Hämatologie des Departments für Innere Medizin, der die internistische Supervision der Station als Oberarzt übernahm.

2 Vgl. dazu auch: „Therapie-Woche" 26 (1976) 1008 und „Die internistisch-psychosomatische Krankenstation". Ein Werkstattbericht. *Rocom*, Basel (1977)

3 Das Projekt wurde gefördert von der Deutschen Forschungsgemeinschaft (Projekt Ko 494/3) sowie durch den Stifterverband für die Deutsche Wissenschaft.

4 Allerdings empfinden manche Patienten auch unser Vorgehen als zumindest anfangs ungewöhnlich; dies liegt allerdings zum Teil daran, daß die Gesprächstechnik sich bei uns, bedingt durch mancherlei Mißverständnisse, gelegentlich zu sehr an der Technik einer „psychotherapeutischen" Interventionstechnik orientiert.

5 Krankheit wird häufig, ja auch entsprechend den Regeln der Umwelt, insbesondere der medizinischen Umwelt, geformt und ausgestaltet.

6 Für den Unterricht von Medizinstudenten und Krankenschwestern erscheint es uns wichtig, ihnen Erfolgserlebnisse im obigen Sinn zugänglich zu machen: beispielsweise die Erfahrung, wie scheinbar depressiv-zurückgezogene Patienten ihr Verhalten auf ein Angebot zu Gesprächen hin nicht selten eindrucksvoll zu ändern vermögen.

Literatur

Adler, R.: Das klinische Interview in der Psychosomatik. In: Therapiewoche 26 (1976) 994–1006

Balint, E., J.S. Norell (Hrsg.): Fünf Minuten pro Patient. Eine Studie über die Interaktionen in der ärztlichen Allgemeinpraxis. Frankfurt, Suhrkamp, 1975

Barton, D., M.T. Kelso: The Nurse as a Psychiatric Consultation Team Member. Psychiat. In: Med. 2 (1971) 108–115

Beckmann, D., M. Moeller, H.E. Richter, J.W. Scheer: Studenten. Urteile über sich selbst, über ihre Arbeit und über die Universität. Frankfurt, Aspekte 1972

Bepperling, W.: Modell einer psychosomatischen Krankenhausabteilung. In: Dtsch. Ärzteblatt 71 (1974) 3496–3502

Berger, L., T. Luckmann: Die gesellschaftliche Konstruktion der Wirklichkeit. Frankfurt, Fischer, 1969

Borens, R., G. Wittich: Klinische Rehabilitation von psychosomatischen Patienten – eine Rehabilitation zu Verhaltensgestörten? In: Therapiewoche 26 (1976) 950–958

Bräutigam, W.: Pathogenetische Theorien und Wege der Behandlung in der Psychosomatik. In: Nervenarzt 45 (1974) 354–363

Clauser, G. (Hrsg.): Klinische Psychotherapie Innerer Krankheiten. Berlin, Heidelberg, New York, Springer 1959

De Boor, C., E. Künzler: Die psychosomatische Klinik und ihre Patienten. Bern und Stuttgart, Huber und Klett, 1963

Deutsch, F., W.F. Murphy: The Clinical Interview. Vol. I. New York, International Universities Press, 1955

Engel, G.L.: Selection of Clinical Material in Psychosomatic Medicine. In: Psychosom. Med. 16 (1954) 368–373

Engel, G.L.: Medical Education and the Psychosomatic Approach: a Report on the Rochester Experience, 1946–1966. In: J. Psychosom. Res. 11 (1967) 77

Engelhardt, K., A. Wirth, K. Kindermann: Kranke im Krankenhaus. Stuttgart, Enke, 1973

Erdmann, H., H.G. Overrath, W. Adam, T. von Uexküll: Organisationsprobleme der ärztlichen Krankenversorgung. In: Dtsch. Ärztebl. 71 (1974) 3421–3422

Foudraine, J.: Wer ist aus Holz? München, Piper 1973

Freyberger, H., H. Speidel: Die supportive Psychotherapie in der klinischen Medizin. In: Bibl. psychiat. neurol. (Basel) 152 (1976) 141–169

Hahn, P., P. Vollrath, E. Petzold: Aus der Arbeit einer klinisch-psychosomatischen Station. In: Prax. Psychother. 20 (1975) 66–77

Heilmeyer, L.: Vorwort, p. II–V; In: Klinische Psychotherapie Innerer Krankheiten. *G. Clauser* (Hrsg.): Berlin, Heidelberg, New York, Springer, 1959

Kaulmann, R.M.: Psychiatric Findings in Admissions to a Medical Service in a General Hospital. J. Mt. Sinai Hosp. 26 (1959) 110

Kayser, H., H. Krüger, W. Mävers, P. Petersen, M. Rohde, H.K. Rose, A. Veltin, V. Zumpe: Gruppenarbeit in der Psychiatrie, Thieme, Stuttgart 1973

Kimball, C.P.: Conceptual Developments in Psychosomatic Medicine: 1939 bis 1969. In: Ann. intern. Med. 73 (1970) 307–316

Köhle, K., H. Kächele, H. Franz, W. Geist: Integration der psychosomatischen Medizin in die Klinik; Funktion einer Schwesternarbeitsgruppe „patientenzentrierte Medizin". In: Med. Klin. 67 (1972) 1611–1615, 1644–1648

Köhle, K., C. Simons, B. Scholich, N. Schafer: V. Critical Theses Concerning the Future Development of Integrated Psychosomatic Departments. In: Psychother. Psychosom. 22 (1973) 200–204

Lipowski, Z.J.: Review of Consultation Psychiatry and Psychosomatic Medicine. II. Clinical Aspects. In: Psychosom. Med. 29 (1967) 201–224

Lipowski, Z.J.: New Perspectives in Psychosomatic Medicine. In: Canad. psychiat. Ass. J. 15 (1970) 515–525

Locher, H.: Der Pflegedienst im Krankenhaus. Bern, Stuttgart, Huber, 1973

Mead, D.H.: Geist, Identität und Gesellschaft. p. 195–196. Frankfurt, Suhrkamp, 1968

Meyer, E., M. Mendelson: Psychiatric Consultation with Patients on Medical and Surgical Wards: Patterns and Process. In: Psychiatry 24 (1961) 197

Morin, P.: Einführung in die angewandte Organisationspsychologie. Stuttgart, Klett, 1974

Morgan, W.L., G.L. Engel: The Clinical Approach to the Patient. Philadelphia, Saunders, 1969

Ploeger, A.: Die therapeutische Gemeinschaft in der Psychotherapie und Sozialpsychiatrie. Stuttgart: Thieme, 1972

Porot, M., B. Duclaux, A.J. Coudert: Les besoins psychiatriques des hopitaux generaux. In: Ann. med.-psychol. 130/1 (1972) 609–624

Querido, A.: Forecast and Follow up: an Investigation into the Clinical, Social and Mental Factors Determining the Results of Hospital Treatment. In: Brit. J. prev. soc. Med. 13 (1959) 33

Raspe, H.H.: Informationsbedürfnisse und faktische Informiertheit bei Krankenhauspatienten. In: *H.H. Bergemann* (Hrsg.): Patient und Krankenhaus. München, Urban & Schwarzenberg, 1976

Rohde, J.J.: Veranstaltete Depressivität: Über strukturelle Effekte von Hospitalisierung auf die psychische Situation des Patienten. In: Internist 15 (1974) 277–282

Rosen, B.: Identification of Emotional Disturbance in Patients Seen in General Medical Clinics. In: Hosp. Community Psychiat. 23 (1972) 364–370

Rotmann, M.: Psychosomatic Medicine. II. A Model of an Integrated Psychosomatic Consultation Service. In: Psychother. Psychosom. 22 (1973) 189–191

Rotmann, M., R. Karstens: Interaktionsprobleme der psychosomatischen Konsultationspraxis. In: Psyche (Stuttg.) 8 (1975) 669–683

Schüffel, W.: Psychosomatic Medicine. III. Patients of the Psychosomatic Consultant. In: Psychother. Psychosom. 22 (1973) 192–195

Schüffel, W., U. Schairer, O.W. Schonecke, E. Schott, U. Schott, W. Wesiack: Ist der Basisarzt eine Utopie? Überlegungen von psychosomatischer Seite zum Arzt als Subjekt. In: Therapiewoche 26 (1976) 1023–1032

Siegrist, J.J.: Lehrbuch der Medizinischen Soziologie. 2. Auflage, München, Urban & Schwarzenberg, 1975

Siegrist, J.J.: Visiten bei Schwerkranken. Ansätze zu einer Theorie asymmetrischer Verbalhandlungen. In: Med. Klin. (im Druck)

Simmel, F.: Die psychoanalytische Behandlung in der Klinik. In: Int. Z. Psychoanal. 14 (1928) 352–370

Stephanos, S.: Analytisch-psychosomatische Therapie. In: Jahrbuch der Psychoanalyse, Beiheft 1, Bern, Huber, 1973

von Uexküll, T.: Psychosomatic Medicine. I. Subspeciality or an Integrated Discipline? In: Psychother. Psychosom. 22 (1973) 185–188

von Weizsäcker, V.: Psychosomatische Medizin. In: Psyche (Stuttg.) 3 (1949/50) 331–341

von Weizsäcker, V.: Soziale Krankheit und soziale Gesundheit. Göttingen, Vandenhoeck & Ruprecht, 1955

Winnicott, D.W.: The Theory of the Parent-Infant Relationship. In: Int. J. Psychoanal. 41 (1966) 585–599

Begleitung lebensbedrohlich erkrankter Kinder. Erfahrungen im Umgang mit Dialysepatienten

Erika Ostermann

Eine wesentliche Aufgabe meines Auftrages als Seelsorgerin sehe ich in der Begleitung lebensbedrohlich erkrankter Kinder. Das heißt konkret: ich habe Zeit für sie, höre zu, wenn sie erzählen mögen oder erzähle selber, wenn sie das wünschen. Es geht dabei um alles, was die Kinder beunruhigt, bewegt oder interessiert. Es sind krebskranke, verunfallte oder Dialyse-Patienten. Ich versuche, das zu verstehen, was sie mir verbal oder nonverbal mitteilen, beim Spielen oder Malen, in Mimik und Gestik und darauf so zu reagieren, daß das Kind in seiner Situation etwas gestützt wird, die Angst aushalten kann.

Die Begleitung – als ein Aspekt der Seelsorge – kann nicht im Alleingang, sondern nur in Zusammenarbeit mit den Eltern und den verschiedenen Berufsgruppen in der Klinik getan werden. Der Schwerpunkt meiner Arbeit liegt bei der Betreuung der Dialysekinder, deshalb will ich davon berichten*.

Mit zwei Erlebnissen möchte ich anfangen:

Mit einem fünfjährigen Jungen – er hatte zu diesem Zeitpunkt etwa 50 Dialysen hinter sich – hatte ich folgendes Gespräch: „Wohin gehst Du nachher?" „Zu einem Jungen, der vor ein Auto gelaufen ist. Sein Bein mußte operiert werden, und er darf sich gar nicht bewegen." „So nicht? Das ist bestimmt eine schlimmere Krankheit als meine." Und nach einer Pause sagte er: „Aber weißt Du, was noch schlimmer ist? Wenn man in's Gefängnis muß." „Kinder kommen nie in's Gefängnis." Er tat, als ob er meine Antwort nicht gehört hätte, wischte die Worte sozusagen weg. „Wenn sie den Schlüssel stecken lassen, dann kann ich ihn ja abziehen und weglaufen. Aber wenn sie ihn mitnehmen, dann muß ich immer im Gefängnis bleiben."

Ein 12jähriger sagte mir in diesen Tagen: „Wenn vorhin mein Blutdruck noch höher gestiegen wäre, dann säße ich jetzt auf einer Wolke und könnte auf Sie runterspucken." Ich fragte ihn: „Stellst Du Dir das so vor?" „Klar, das müssen Sie doch wissen. Das steht doch in der Bibel, nicht? Aber so richtig weiß das wohl keiner, weil noch keiner wiedergekommen ist. Ich gehe nicht oft in die Kirche, aber ich bin doch gläubig." Und nach einer Pause – dies war alles sehr hektisch und schnell gesagt – „Ach wissen Sie, was soll das alles! Was hat das alles für einen Sinn?" Und er winkte mit der Hand ab: „Lassen Sie man, ich weiß schon, was jetzt kommt. Wenn meine Eltern nicht gewesen wären, dann brauchte ich gar nicht zu leben."

Kinder, die in Wort oder Bildworten ausdrücken, was sie belastet: das Gefühl des Eingesperrtseins, die Angst vor dem Alleinsein, vor dem Sterben. Die Frage nach dem Sinn.

---

* Auszugsweise veröffentlicht in den Berliner Heften für Evangelische Krankenseelsorge, Heft 42, Oktober 1977

Solche Äußerungen treffen mich von zwei Seiten. Einmal frage ich mich, wie Kinder, die solche Empfindungen und Gedanken haben, damit wohl leben und umgehen können. Und zum anderen muß ich mich fragen, wie ich mit diesen Problemen umgehe, ob ich dem Kind wirklich ein Partner sein kann. Eine Beobachter- oder Zuschauerrolle kann ich nicht einnehmen, wenn ich wirklich bei dem Kind bleiben will. Dabei muß ich auf eine richtige Distanz achten. Nicht zu nah, dann bleibt dem Kind kein eigener Freiraum. Und nicht zu fern, sonst erreiche ich das Kind nicht. Auf diesem Gebiet habe ich viel in der Klinischen Seelsorgeausbildung gelernt, da allerdings im Umgang mit erwachsenen Patienten. Weil ich neben der Arbeit in der Kinderklinik auch Erwachsenenstationen zu besuchen habe, kann ich mir wohl erlauben zu sagen, daß ich kaum Unterschiede in der Seelsorgepraxis sehe. Bis auf den einen: Ein Kind ist viel hilfloser, viel ausgelieferter, viel empfindsamer und spontaner. Es hat noch nicht so viele Abwehrmechanismen entwickelt, sodaß es unserer Zuwendung in stärkerem Maße bedarf, bis hin zu einem größeren und kontinuierlichen Zeiteinsatz.

Seelsorge sehe ich hier als Begleitung auf verschiedenen Ebenen, wobei ich die verschiedenen Ebenen nicht unterschiedlich bewerten kann. Ich kann nicht sagen, daß die Fragen nach dem Sinn das Eigentliche seien, und das Dabeisein während der Dialyse nicht so wesentlich. Es gehört zusammen, und nur so läßt sich auch davon berichten.

Begleitung während der Dialysezeit

Seit Ende 1974 arbeite ich mit bei der Betreuung der Dialysekinder. Augenblicklich sind es vier Patienten, die dreimal wöchentlich 5–6 Stunden an der künstlichen Niere sein müssen. Ein Arm oder ein Bein – je nachdem wo die Gefäßverbindung liegt – muß in dieser Zeit ruhig gehalten werden. Aber sonst können die Kinder spielen, lesen und Besuch haben. Häufig ist es so, daß diese Kinder von weither kommen, und wenn es ihr Gesundheitszustand erlaubt, fahren sie über das Wochenende nach Hause. Unter der Woc haben sie also praktisch keinen Familienbesuch zu erwarten. Wir, d. h. die jeweilige Bezugsperson von der Beschäftigungsabteilung oder der Bettenschule und ich, wir sprechen uns deshalb ab, wer wann zu dem jeweiligen Kind geht.

Im Laufe der Zeit hat es sich ergeben, daß es das Sinnvollste ist, wenn ich vor allem am Anfang und am Schluß der Behandlung dabei bin. Diese Momente sind besonders angstbesetzt. Mein Part ist, bei dem Kind zu sein; es zu ermutigen, die Angst zu äußern, auch wiederholt, Gefühle klären zu helfen. Ich darf nicht verharmlosen, vorschnell trösten oder an falscher Stelle ablenken. Feste Gebräuche schaffen auch etwas Sicherheit. So half ein geliebtes Buch dem Jüngsten. Immer wieder haben wir „Jule und die

Seeräuber" gelesen, ein großes Buch von Astrid Lindgren, während unten am Bein der Shunt geschlossen wurde. Ein 6jähriger wollte in dieser Zeit laufend gestreichelt werden, während er gespannt beobachtete, ob er sein Blut auch ja alles zurückbekam. Ein Älterer hatte einen bestimmten Moment – das Ziehen der Kanüle –, wo er nach meiner Hand griff. Wenn ihm bange war, duzte er mich übrigens, was er sonst nie tat.

Der 12jährige, der zur Zeit Patient bei uns ist, will beim Anlegen meine Hand halten. „Dann bin ich sicherer", erklärte er der Ärztin. In den Stunden dazwischen kommen dann spontane Fragen oder Äußerungen der Kinder über ihre Situation. Oft so plötzlich, so überfallsartig, daß ich manchmal nicht richtig reagiere.

Der 10jährige Volker sagte: „Und wenn dann die neue Niere da ist, dann passiert es". „Was passiert?" „Na, das. Dann, dann steht das Herz still – dann bin ich tot". Und nach einer Pause: „Dann kommt man in die Erde. Und dann fressen einen die Würmer auf." – Ich wußte, daß die Eltern christlich eingestellt waren, und so versuchte ich – auch, weil ich diese unerwartete Rede sehr schlecht aushalten konnte – in diese Richtung zu gehen. „Ja, man wird beerdigt, das ist so. Aber was Du wirklich bist, der Junge, den wir lieb haben, der geht zu Gott und hat keine Schmerzen und keine Angst mehr." Das war zu massiv. Er fiel mir ins Wort und sagte ganz aufgeregt in seinem etwas breiten, norddeutschen Tonfall: „Geht scha nicht, wird scha alles aufgefressen." Dann war das Gespräch an diesem Tag hierüber zu Ende. Aber die Angst vor dem Sterben bedrückte ihn, und er nahm das Thema immer wieder einmal auf.

Ich habe versucht, dann das aufzubauen, was die niederländische Theologin *Johanna Klink* „Perspektive des Vertrauens" nennt. Bei einem vergnügten, frozzelnden Gespräch sagte der Doktor zu ihm: „Na Du, in Deinem Alter." Da nahm Volker die Nierenschale, hielt sie zwischen den Doktor und sich und sagte zu mir: „Wie alt ist man, wenn man stirbt?" Ich sagte: „Wie meinst Du das?" „Ja, ich meine, wie alt ist man, wenn man stirbt?" Und da merkte ich, daß er eigentlich fragen wollte: Wie alt bin ich, wenn ich sterben muß? Ich sagte zu ihm: „Weißt Du, das ist verschieden. Die meisten Leute sterben, wenn sie alt sind, aber mancher stirbt auch schon in jüngeren Jahren – immer dann, wenn Gott sagt: „Es ist genug". „Ja," sagte er, „neulich ist mein Onkel gestorben, da waren wir ganz traurig." Ich bestätigte es ihm: „Das ist auch immer so: wenn einer stirbt, den wir lieb haben, dann sind wir traurig." „Ja," sagte er, „ist gut", legte die Nierenschale wieder weg und sprach mit dem Doktor da weiter, wo sie aufgehört hatten, als ob das kleine Intermezzo garnicht stattgefunden hätte. Volker wußte, daß er immer wieder darüber sprechen konnte – bis hin zu dem Moment, als die Spenderniere für ihn da war. Er setzte sich dann auf dem OP-Tisch vor der Narkoseeinleitung noch einmal hin und fragte die Anästhesistin und den Chirurgen (die ich zum Glück vorher über die Gefühle des Jungen etwas hatte informieren können): „Und kann ich hieran auch wirklich nicht sterben?" Beide gaben freundlich-sachlich nochmalige Informationen. Er legte sich wieder hin und sagte: „Na, denn fangt man an!"

Begleiten zu Operationen

Das ist ein Ergebnis der Zusammenarbeit. Ich darf bei den Kindern, wenn sie zur Transplantation kommen, bleiben, bis die Narkosewirkung einsetzt. Der 15jährige Markus, den ich schon fast ein halbes Jahr regelmäßig besuchte, war genauestens über alle Umstände bei der Transplantation informiert. Aber im Vorbereitungsraum erfaßte ihn die Angst. Der Druck war so stark, daß er zwei Dinge sagte, von denen er sonst nicht sprach. Einmal sagte er: „Ich habe Angst." Das hatte er vorher so nie geäußert. Und als zweites: „Beten Sie für mich." Wir konnten über beides ruhig sprechen, so daß er sich etwas entspannte und sich dann wirklich angemessen mit dem Arzt über die Art der Narkose verständigen konnte. Ich rief am nächsten Morgen auf der Station an, wie es dem Jungen ginge, und ich bekam die Antwort, daß es den Umständen entsprechend gut ginge. Ich fragte, ob ich wohl am Nachmittag einmal vorbeikommen könnte, und da sagte die Schwester: „Am Nachmittag! Er fragt schon immer, wann Sie kommen." Ich machte mich dann sofort auf den Weg. Er sagte: „Ehe ich jetzt schlafe, sagen Sie mir noch. „Haben Sie für mich gebetet?" Als ich es ihm bestätigte, sagte er: „Und tun Sie es morgen in der Kirche auch?" Ich versprach es ihm.

Für den dreijährigen Stefan kam der Operationstermin am späten Abend. Ein verschlossenes Kind, das schon über vier Monate in der Klinik war. Auf der Station hatte er nur *eine* Bezugsperson, eine Schwester, auf der Dialysestation sprach er eigentlich nur mit mir. Er war sehr krank und nicht in der Lage, mehrere Kontakte aufzunehmen.

An diesem Abend hockte er auf meinem Schoß, wir mußten noch warten. Ich hatte die Decke um ihn gelegt, von ihm war nichts zu sehen. Ich sprach auf ihn ein und sagte immer wieder: „Und wenn Du dann die neue Niere hast, dann darfst Du wieder mehr trinken, mal wieder ein bißchen Schokolade essen". Ich erzählte ihm von allem, was dann besser und leichter für ihn würde, wenn er die neue Niere hätte und sagte wiederholt: „Alles was Du davon merkst, ist ein kleiner Pieks zu Anfang." An der Stelle kam jedesmal die kleine Stimme unter der Decke hervor: „Pieks will ich aber nicht." Ich konnte ihn dann auf dem Arm behalten, die Ärztin merkte die große Angst des Kindes und sagte: „Lassen Sie ihn ruhig so, er bekommt die erste Spritze in den Oberschenkel", und solange war er auf meinem Arm, ich konnte ihn dann, als er schon fast schlief, mit auf den Operationstisch legen. Stefan hat die Operation gut überstanden, wenn die ersten drei Tage auch sehr schwer waren. Er ist jetzt ein fröhlicher, vergnügter kleiner Kerl geworden, der in den letzten Wochen seines Klinikaufenthaltes nun auch mit sehr viel mehr Menschen Kontakt haben konnte.

Wenn es gelingt, ein Kind zu ermutigen, daß es Angst äußern kann, ohne daß es die Gegenrede befürchten muß, die sofortige Gegenrede: „Du brauchst doch keine Angst zu haben, gleich ist alles gut" – dann habe ich die Erfahrung gemacht, daß auch ein Kind durchaus in der Lage sein kann, mit seinen Gefühlen umzugehen und sie ein Stück zu verarbeiten.

Ein knapp Vierjähriger kam plötzlich an die Dialyse wegen akuten Nierenversagens. Die erste Dialyse hat er praktisch ganz verschlafen. Am nächsten Tag mußte er wieder an die Maschine. Er war nun wacher und fragte, was wir tun würden. Er bekam Bescheid. Dann fragte er mich: „Das tut doch nicht weh, nein?" „Doch", sagte ich, „es tut etwas weh, Du bist ja erst gestern am Bein operiert. Aber ich denke, Du kannst es aushalten." Beim Anlegen an die Maschine sagte er dann wiederholt: „Aua – aber ich kann es aushalten." Und so machte er es an den nächsten Tagen auch.

Jörg Zink sagt in dem Büchlein: „Kriegt ein Hund im Himmel Flügel?": „Die Angst wird uns unser ganzes Leben begleiten. Aber es ist ein Unterschied, ob die Angst von einem letzten Vertrauen unterfangen ist. Es heißt nicht die Angst wegerziehen mit dem Hinblick auf Gott, der immer da sei und dafür sorge, daß uns nichts geschieht. Richtiger ist, dem Kind zu helfen, daß es mit seiner Angst leben lernt, und zu wissen, daß es mitsamt seiner berechtigten Angst geborgen ist."

Zusammenarbeit

Ich habe in dem bisher Gesagten schon immer wieder versucht aufzuzeigen, daß wir zusammenarbeiten, so gut es möglich ist. Das heißt: Austausch von Informationen so häufig wie möglich, immer mal zwischendurch, in einer Gruppe auch im regelmäßigen Turnus. Mit den Kinderkrankenschwestern ist es die fast tägliche Begegnung, in der Dialyse dreimal in der Woche mit der nephrologischen Kinderärztin und dem dortigen Pflegepersonal der Erwachsenenpflege. Einmal wöchentlich nehme ich teil an der Gruppe des Kinderpsychologen mit den Erzieherinnen und Praktikanten der Beschäftigungsabteilung. Ich muß sagen, daß ich immer wieder froh und dankbar bin für die Selbstverständlichkeit, mit der ich in der Klinik dazugerechnet und angefordert werde.

Zusammenarbeit mit den Eltern

So schnell wie möglich suche ich den Kontakt mit den Eltern, um ihre Zustimmung für meine Besuche bei den Kindern zu bekommen. Bislang habe ich es noch nicht erlebt, daß Eltern einen Besuch von Seiten des Klinikpfarramtes nicht wünschen. Oft ergibt sich aus dem Erstkontakt mit den Eltern eine ganze Reihe von Gesprächen, wobei ich auch manches vermitteln oder ausgleichen kann – zwischen Kind und Eltern zum Beispiel.

Ein Kind erzählte mir, die Mutter habe gesagt: „Wenn Du immer artig bist und schön betest, wirst Du bald gesund und kommst schnell nach Hause.“ Wenn so ein kleiner Mensch in der fremden Umgebung dann sein Abendgebet vergißt, welche Ängste und Schuldgefühle kommen da hoch! Die Mutter hatte es natürlich nicht so gemeint, und so konnte sie mit dem Kind noch einmal darüber sprechen und es besser erklären.

Oder ich denke an ein anderes Kind, den sechsjährigen Ralf, dem nicht geholfen werden konnte. Die Mutter war selber krank, der Vater kam ein bis zweimal wöchentlich und bat mich, so oft wie möglich bei dem Kind zu sein. Bei diesem Kind konnte ich glaubensmäßig an nichts Bekanntes anknüpfen. Ralf kannte keinen Kindergottesdienst, er kannte kein Gebet. Einige Tage vor seinem Tod sagte er zu uns: „Laßt mich doch in Ruhe! Ich gehe doch sowieso tot.“

Ich möchte hier noch einmal die Niederländerin *Johanna Klink* zitieren. In ihrem Buch „Kind und Leben“ schreibt sie: „Die Wahrheit hat mehrere Dimensionen. ‚Es wird Dir wieder besser gehen‘, ist dann nicht wahr, medizinisch gesprochen, aber es ist nicht unwahr, wenn wir an ein anderes Leben in einer anderen Welt Gottes glauben. Gäbe es nur eine Geschichte, in der auf doppelsinnige Weise in Bildern die Wahrheit erzählt würde über die Finsternis, die vergeht! Über das Gehen durch eine Pforte in einen Garten, wo alles gut ist! Über einen Menschen, der nicht mehr weiter kann auf seinem Weg, und über jemand, der auf ihn zukommt, ihn wieder aufrichtet und mit ihm geht!“ Sie werden vielleicht sagen, diese Geschichte ist die biblische Geschichte. Doch würde man einem totkranken Kind nicht helfen, wenn man ihm aus der biblischen Geschichte erzählt, wenn es noch nie zuvor davon gehört hat.

So habe ich es bei diesem Kind auch versucht zu tun. Ich habe ihm erzählt vom Nachhausekommen, mit Mama und Papa, dorthin, wo man keine Angst mehr haben muß. „Bleib hier“, war seine ständige Bitte. Und wir blieben bei ihm, im Wechsel, die Kindergärtnerin und ich.

Zusammenarbeit mit Schwestern und Ärzten

Ein gut Fünfjähriger der schon mehrere Operationen hinter sich hatte, mußte vor der Nierentransplantation noch einen künstlichen Blasenausgang gelegt bekommen. Weil wir wußten, wie bange auch dieses Kind war – es hatte große Angst vor der Narkose, denn jedesmal, wenn er Narkose bekam, wacht es hinterher auf, mit vielen Schläuchen an Maschinen angeschlossen – hatten wir verabredet, das Kind gut vorzubereiten. Es ist dann auch einigermaßen gut abgelaufen.

Am Nachmittag ist der Junge beim Spielen auf dem Stationsflur. Die Ärztin sieht ihn und nimmt ihn mit in ihr Zimmer. Nach einiger Zeit kommt er heraus mit versteinertem Gesicht, geht wortlos mit der Schwester zur Blutabnahme. Die Schwester, *seine* Schwester, bringt ihn zu mir ins Zimmer, in dem ich schon auf ihn warte, er lacht unnatürlich und setzt sich auf meinen Schoß. Sein Herz klopft bis zum Hals und ich sage zu ihm: „Ich habe erfahren, daß Frau Doktor Dir gesagt hat, daß Du noch einmal operiert werden mußt. Das ist ja scheußlich." Ein Schluckauf geht durch seinen Körper, sein Herz hämmert, er ist lange Zeit still. Schließlich sagt er: „Warum findest Du das scheußlich?" „Ich finde operiert werden ist nicht schön." „Ach", sagt er, „Die Operation ist doch nicht schlimm. Aber die Narkose!" Er hockt noch ein Weilchen stumm auf meinem Schoß, rutscht plötzlich herunter, läuft auf den Flur hinaus, stürzt mit geballten Fäusten auf einen Doktor los, der auch mitspielt. Dann kommt Jörg dazu, der schon eine neue Niere hat. Jörg hatte zu Weihnachten Boxhandschuhe gekriegt. Die gibt er nun dem Kleinen, der überall draufschlägt: Wände, Türen. Er bekommt am Schluß noch den Rat von Jörg: „ Und wenn Du morgen in den OP kommst, dann murkst Du alle Doktors ab." Nach dem Austoben wird Michael langsam ruhig. Wir erzählen noch ein bißchen, – er ist inzwischen wieder auf meinen Schoß gegangen – ich frage ihn, ob er es gern hätte, wenn ich morgen mitginge, damit er nicht allein sei. Er nickt, wir lesen noch ein bißchen, die Schwester kommt mit warmem Tee, und er schläft verhältnismäßig ruhig.

Michael hatte erlebt, wie sein Zimmergenosse Dirk von ihm getrennt wurde und in ein anderes Zimmer kam. Die Tür wurde verhängt, und eines Tages hieß es: Dirk ist verlegt auf die Infektionsabteilung. Die beiden Kinder haben sich nicht wiedergesehen. Sie können sich vorstellen, was in Wirklichkeit geschehen war: Dirk war gestorben. Die beiden Mütter sind in Kontakt geblieben, und eines Tages, als nun Michael gesund und fröhlich zu Hause war, kam einmal ein Brief von Dirk's Mutter. Er fragt: „Was schreibt sie eigentlich, wie geht es Dirk?" „Ach," sagt die Mutter, „es geht wohl so." „Ja, was ist mit ihm?" und er bohrte immer wieder nach, so daß die Mutter fragte: „Was denkst Du denn, was mit ihm ist?" Da sagte er: „Ich denke, daß er damals gestorben ist, wenn ihr auch alle erzählt habt, daß er auf die andere Abteilung gekommen ist."

Inzwischen war ein 3/4 Jahr vergangen. Das Kind hatte damals wohl bemerkt, daß es von uns allen die gleiche Auskunft bekam. Ein Versuch der Zusammenarbeit, um diesem Kind Angst zu ersparen. Aber es ist uns nicht gelungen, das Kind hat uns diese Art der Zusammenarbeit nicht abgenommen.

Ein anderes Mal haben wir es darum anders gemacht: In einem 3-Betten-Zimmer geht es Georg plötzlich sehr schlecht. Die beiden anderen werden vorsorglich fortgebracht. Einer von den beiden ist der zehnjährige Volker, von dem ich vorhin schon berichtete, der soviel Angst hatte, daß er vielleicht sterben müßte. Die Kinder sind in einem der Schwesternhäuser, und in der Zeit stirbt Georg tatsächlich. Die Stationsschwester schickt den Lehrer der Klinikschule herüber, der zu den beiden gute Kontakt hat. Er erzählt ihnen, was geschehen ist. Die Kinder sind betroffen und traurig. Sie stellen Fragen, merkwürdige Fragen: „Wenn man tot ist, dann schneiden sie einem doch die Haare ab?" Der Lehrer kann sich viel Zeit nehmen. Die Kinder kommen dann abends wieder zurück. Sie sind traurig, ja, aber es ist nicht diese Unruhe, die wir damals den Kindern abzuspüren meinten, als es hieß, Dirk sei auf die Infektionsabteilung verlegt worden.

Am Abend ruft Volkers Mutter an und fragt ihn, wie es ihm geht. Er sagt: „Es ist ganz was Schlimmes passiert." Die Mutter meint natürlich, mit Volker sei etwas passiert, und sie läßt sich die Schwester geben. Die Schwester sagt: „Nein, Ihrem Jungen geht es gut, aber der Georg ist gestorben." Während sie dies sagt, läuft Volker weg, über den Flur, hält sich die Ohren zu und schreit ganz laut: „Das will ich nicht hören, das will ich nicht hören!"

Zu diesem Zeitpunkt war ich im Urlaub und kam eine gute Woche danach zurück. Volker berichtete mir: „Und dann ist der Lehrer gekommen und hat gesagt: „Ich muß Euch etwas ganz Trauriges sagen, der Georg ist nämlich gestorben." Er wandte sich mir dann ganz zu und sagte: „Und Du warst weg." Und gleich darauf sagte er ganz aggressiv: „Ihr mördert hier alle, und zur Strafe mache ich Dich jetzt tot" und haute mir mit ziemlicher Wucht eine Spritze auf die Hand. Ich war zuerst erschrocken, es tat auch ziemlich weh. Dann habe ich aber gemerkt was los war, und ich dachte: Daß du jetzt nur richtig antwortest! Ich sagte zu ihm: „Volker, eigentlich bist Du immer noch böse und traurig, weil Georg tot ist?" „Ja", sagte er, „das bin ich" und legte seinen Arm um mich. „Er war doch mein bester Freund."

Im Blick auf die Zusammenarbeit ist mir die Äußerung des dreijährigen Stephan sehr eindrücklich gewesen, der endlich nach einem halben Jahr entlassen werden konnte. Wir warteten zusammen auf die Eltern, wir konnten den erleuchteten Gang genau beobachten, die Spannung der Erwartung war fast zu groß für ihn und wir haben versucht, ihn abzulenken und aufzuheitern so gut es ging. Aber er war von der Fensterbank nicht wegzukriegen, und endlich sahen wir auch die Eltern kommen. Ich sagte: „Komm, wir gehen den Eltern entgegen, wir holen sie vom Fahrstuhl ab." Vor dem Fahrstuhl blieb er plötzlich stehen, guckte mich an und sagte: „Jetzt kommen meine Eltern, jetzt braucht ihr andern alle nicht mehr zu kommen." Wenn so die Ablösung geschieht, daß das Kind weiß, wohin es wirklich gehört, dann können wir froh sein.

Ich habe einiges aufgezeigt, was ich bei der Begleitung kranker Kinder erlebt habe. Das Wichtigste ist mir dabei geworden, hinzusehen, hinzuhören, auf Worte, Gebärden, Spiele, auf alle Signale, die ein Kind gibt. Und mich nicht erschrecken zu lassen oder das Kind irgendwie „abzuspeisen", sondern in seiner Not bei ihm auszuhalten. Ich muß mich hüten vor falschen Forderungen oder Beschwichtigungen: „sei still, sei tapfer, es ist ja schon gut". Und ich muß mich immer wieder fragen: wie groß ist meine Angst, meine Abwehr, mein Leugnen – mein Vertrauen, mein Glaube? Die Theologin *Hannelore Frank* hat dies so ausgedrückt: „Wie sollten wir ein Kind trösten, wenn wir nicht selber getröstet würden? Wie sollten wir ihm erklären, daß die Welt trotz allem in Ordnung ist und in guter Hut, wenn wir es selber nicht glaubten und wüßten? Wie sollten wir lachen und fröhlich sein, jeden Tag aufs neue bestehen, wenn wir nicht wüßten, daß einer bei uns ist, der uns hilft? "

Literatur

Zink, H. und J.: Kriegt ein Hund im Himmel Flügel? Lätare-Verlag Stein, Nürnberg, 1972
Klink, J.: Kind und Leben. Patmos-Verlag, Düsseldorf 1972
Frank, H.: Zuversicht. Kreuz-Verlag, Stuttgart 1975

Subjektive Sterbeerlebnisse von Wiederbelebten

Paul Becker

Seit es Menschen gibt, haben diese sich immer wieder einmal die Frage gestellt, was wohl Sterbende erleben mögen, solange ihr Bewußtsein nicht wesentlich eingetrübt oder gar ganz verschwunden ist. Und vor allem beschäftigte man sich mit der Frage, ob die dabei eventuell zu Bewußtsein kommenden Erlebnisse so ungewöhnlich und bestürzend sein würden, daß man den Betroffenen besser das Bewußtsein durch Medikamente nehmen sollte, um sie nicht Erfahrungen auszusetzen, die ihre menschlichen Kräfte übersteigen könnten.

Wer hätte nicht gerne schon einmal hinter den verschlossenen Vorhang einer Bühne geschaut, bevor das Spiel beginnt? Wer hat nicht schon einmal versucht, durch das Schlüsselloch einen Blick in ein verschlossenes Zimmer zu tun? Nur zu verständlich ist demnach auch die Neugierde, die einen Menschen antreibt, subjektive Sterbeerlebnisse anderer in Erfahrung zu bringen, wenn es gelungen ist, z. B. bei einer Reanimation, den Betroffenen gleichsam ins Leben zurückzuholen, nachdem dieser schon auf der Schwelle ins Jenseits gestanden hat und möglicherweise einen Blick in uns unbekannte Bereiche getan haben könnte.

Vor 10 Jahren erzählte mir ein damals 40jähriger Kollege, daß er nach einer Magenoperation wegen einer konservativ nicht zu stillenden Blutung tagelang in einer lebensbedrohlichen Situation sich befunden habe. Dieser Mann war ein bedächtiger Mensch, keiner, der viele oder unsinnige Worte macht, ein Familienvater mit vier Kindern und Leiter einer großen Kurklinik. Nachdem ich von seiner schweren Krankheit gehört hatte, von der er inzwischen doch wieder genesen war, besuchte ich ihn mit meiner Schwester. Dabei erzählte er mir etwas im Augenblick Unglaubliches, worüber ich lange geschwiegen habe. Wie er da so im Krankenhaus lag, in einem Einzelzimmer, alle besorgt um ihn herum, geschäftig und offensichtlich um die Erhaltung seines Lebens bemüht, beatmet und durch Monitoren überwacht, da spürte er auf einmal, daß er mehr „weg war" als „da war"! Dabei fühlte er sich eigenartigerweise zunehmend erleichtert, wie schwebend, und hatte plötzlich das Gefühl: jetzt gehst Du hinüber. Er bewegte sich dabei, ohne etwas dagegen tun zu können, in Richtung der Decke des Krankenzimmers und blieb dort schweben, als ob er nicht mehr weiter könne. Die Decke war für ihn wie eine Grenze. Er blickte gleichzeitig auf sein eigenes Bett zurück, sah sich dort liegen und hatte den Eindruck, daß es sehr schlecht um ihn stehen müsse, denn alle waren plötzlich sehr geschäftig, rasten hin und her, applizierten ihm dies und jenes, riefen Ärzte herbei, die Maßnahmen verordneten von denen er aber nichts verspürte.

Dieses Erlebnis, außerhalb seines eigenen Körpers zu sein, ging offensichtlich ohne Schmerzen vonstatten. Der Patient fühlte in sich nur noch Ruhe und Frieden; er wollte eigentlich allen zurufen: Laßt mich doch in Frieden! Aber offensichtlich hatte der Patient gleichzeitig das Gefühl, daß diese Menschen, die sich um ihn bemühten, das nicht hören konnten, was er versuchte zu sagen oder ihnen mitzuteilen. Alles Getue um ihn herum störte ihn, das Sprechen, Fragen und Rufen. Die Blumen im Zimmer rochen nicht mehr angenehm, geradezu penetrant, obwohl sie doch gerade frisch gebracht worden waren. Die Kinder waren sehr unruhig, seine Frau sehr erregt. Und am liebsten hätte er sie alle aus dem Zimmer geschickt, um mit sich alleine zu sein. Den ärztlichen Kollegen hätte er am liebsten gesagt, sie sollten ihn doch in Ruhe lassen, denn besser könne es ihm gar nicht mehr gehen. Diese aber versuchten, ihn mit Gewalt zurückzuholen. Er spürte aber auch gleichzeitig, daß er nicht weiterkam als bis zur Decke, bis zu seiner Grenze.

Nach langer Zeit fand er sich schließlich damit ab, wieder „zu sich selbst zu kommen". Er kehrte in seinen kranken Leib zurück; und das tat ihm sehr weh. Er spürte plötzlich wieder Schmerzen, verursacht durch die zahlreichen Nadeln, den Tubus, die Injektionen, die Blutentnahmen, die Pflege usw.

Sein Zustand besserte sich allmählich, obgleich er das für sich selbst gar nicht als besser empfand. Er genas in medizinischer Hinsicht, konnte das Krankenhaus wieder verlassen und schließlich seiner Arbeit nachgehen. Aber es dauerte Monate, bis er sich in dieser Welt wieder zurechtfand, aus der er eigentlich schon weitgehend gewichen war. Mit einer gewissen Sehnsucht denke er noch heute an diese Phase seines Lebens zurück!

Als ich mit meiner Schwester von diesem Besuch nach Hause fuhr, wurden wir uns einig: „Darüber sprechen wir besser nicht, denn man wird sagen: ‚Da ist er aber einem Märchenerzähler aufgesessen'".

Vor etwas mehr als 1 Jahr nun berichtete mir *Elisabeth Kübler-Ross,* anläßlich eines „work-Shops" in Limburg, von ähnlichen Erfahrungen, die ihr in den vorausgegangenen Monaten von reanimierten Patienten berichtet worden waren. Wir wurden uns sofort darüber klar, daß es sich hierbei um voneinander unabhängige Berichte handeln mußte, die keiner gegenseitigen Beeinflussung unterlagen. Es ergab sich daraus die Notwendigkeit, die Angelegenheit einer neutralen Überprüfung zu unterziehen, wobei die Methoden des einen von denen des anderen unabhängig sein sollten. In ähnlicher Weise hatte ja auch schon 1974 *Wiesenhütter* in seiner Broschüre „Blick nach drüben" von einem sogenannten „Sog nach drüben" gesprochen; eine Formulierung, die ich allerdings nicht ganz akzeptieren kann. *Hampe* hatte 1975 in seinem Buch: „Sterben ist doch ganz anders" den Patienten Jankovic geradezu zum Ausdruck bringen lassen, daß es eine Sehnsucht nach dem

Tode geben könne. Formulierungen wie etwa die, daß er sich geradezu auf seinen Tod freue, nachdem er sein Sterben in beschriebener Weise bereits erlebt habe, können allerdings begreiflicherweise nicht von allen Seiten und jetzt schon so akzeptiert werden, wie es vielleicht einem Erfahrenen möglich ist.

Schließlich hat das Buch von *Moody* (1975/77) „Life after Life“ Furore gemacht. Es wird hier etwas irreführend unter dem Titel „Von dem Leben nach dem Tode“ geschrieben, was doch sehr in Zweifel gezogen werden muß, da die darin beschriebenen Erfahrungen keine Todeserfahrungen sein können, sondern höchstens als Sterbeerfahrungen zu deklarieren sind.

Man muß heute schon etwas skeptisch werden, was plötzlich nach dem Erscheinen des Buches von *Moody* (1977) alles erlebt worden sein soll. Die Beschäftigung mit solchen Berichten hat aber gezeigt, daß man Wahres von Unwahrem, Ersonnenem, wird unterscheiden müssen, was nicht leicht, aber vielleicht möglich ist.

Stellen wir uns nun die Frage, was ist wirklich an diesen Berichten dran? Welche Bedeutung haben diese Berichte für den Sterbenden selbst? Was ist evtl. für die Umwelt, die Sterbebegleiter und anderen Umstehenden von Wichtigkeit, sei es für sie persönlich oder für ihre Arbeit?

Seitdem ich mich mit diesen Fragen beschäftige, bin ich schon selbst oft danach gefragt worden, warum ich diesen Dingen nachgehe. Ich tue dies nicht um irgendeiner Sensation willen, sondern da ich meine, daß eine zunächst wissenschaftliche Überprüfung dieser Berichte von Reanimierten sicherlich erforderlich ist, bevor man sie als Phantastereien abtut. Weiterhin möchte ich versuchen, aus diesen Erfahrungen für unsere Tätigkeit im Bereich der Sterbehilfe, im Bereich des Umgangs mit Sterbenden Hilfen zu bekommen. Weiterhin könnten wir aus diesen Erfahrungen, die von den Betroffenen gemacht wurden, sehen, welche Konsequenzen sie für deren eigenes Weiterleben als von entscheidender Bedeutung aufzuzeigen vermögen. Letzten Endes haben wir aber auch möglicherweise mit diesen Erkenntnissen einen Auftrag zu erfüllen, den uns alle Betroffenen und Befragten immer wieder erteilen, indem sie sagen: „Erzählen Sie von diesen Erlebnissen allen, die es wissen sollten. Das Sterben ist ganz anders, als ich es mir vorher gedacht habe; es ist nicht brutal und menschenunwürdig und es braucht keiner daran zu zerbrechen oder darin zu versagen. Es ist leichter als gedacht!“

Diese Äußerung bestätigt in ihrem Inhalt auch *Carl Friedrich v. Weizsäcker* als er über den Tod *Werner Heisenberg*s berichtet: „Und nach dem Kampf, der keinem erspart bleibt, konnte er den Tod annehmen: ‚das ist leicht‘, sagte er, ‚das habe ich vorher nicht gewußt‘.“ Allerdings kann eine solche Äußerung auch eine große Gefahr in sich bergen: daß man glaubt, es gäbe nichts Leichteres als das Sterben, – man brauche es nur einmal zu versuchen. Damit wäre allen suizidalen Tendenzen verlockend Tür und Tor geöffnet. Daß aber gerade diese Gruppe der Suizidanten nach ihre Reanimation ganz andere, geradezu verzweifelte und brutal erscheinende Erlebnisse berichten, ist in diesem Zusammenhang sehr wichtig zu wissen (s. später).

Zur Zeit verfolgen wir in unserer Klinik die Absicht, etwa 100 Patienten retrospektiv zu analysieren, die alle vor dem Zeitpunkt des Erscheinens des Buches von *Moody* reanimiert wurden. Bislang wurden 38 Patienten beiderlei Geschlechts im Alter zwischen 16 und 76 Jahren einer Analyse unterzogen. Ohne Zweifel ist die Methode der Analyse ein wesentliches Problem, da im Grund nur das vertrauensvolle Gespräch mit Hilfe von standardisierten Fragebögen als Untersuchungsmethode zur Verfügung steht, und damit entweder ein Teil Information untergehen kann oder ein Teil überschießende, evtl. in der Phantasie kombinierte Information herausgefragt wird. Bei diesen Untersuchungen konnten interessanterweise nicht alle von *Moody* beschriebenen Erfahrungen in jedem Falle reproduziert werden. Von der ,,Unbeschreibbarkeit der Erlebnisse" waren fast alle Patienten beeindruckt. Das ,,Hören der Todesnachricht" wurde kaum berichtet. Ein ,,Gefühl von Ruhe und Frieden" war allen gemeinsam. Ein ,,störendes Geräusch" empfanden allenfalls Suizidpatienten. Das Erlebnis eines ,,dunklen Tunnelganges, der durchschritten werden mußte", wurde nur von etwa 2/3 der Reanimierten berichtet; eine Erfahrung, außerhalb des Körpers zu sein, hatten ebenfalls nur etwa 66 %. In gleicher Weise berichtete jeder dritte Befragte nicht über ,,Begegnungen mit Anderen", über eine ,,Rückschau auf das eigene Leben" oder über das ,,in Erscheinung treten von Lichtwesen". Das Gefühl der ,,Grenze" oder ,,Schranke" hatten alle, es wurden auch alle Befragten zu einer ,,Umkehr" veranlaßt. Eigenartigerweise dauerte es in allen Fällen Wochen, bis die Patienten den Mut hatten, über ihre Erfahrung zu sprechen. Alle erklärten aber, daß diese Sterbeerfahrungen Folgen in ihrem eigenen Leben nach sich gezogen hätten. So sähen sie beispielsweise den Tod unter einem ganz anderen, weniger bedrohlichen Aspekt, wären in der Lage, viel bewußter zu leben, und hätten keine Angst mehr vor dem Tode, auch nicht mehr vor dem Sterben.

Um das ganze vielschichtige Spektrum der Berichte ein wenig zu umreißen, zunächst ein paar willkürlich herausgegriffene Fallschilderungen:

Ein 57jähriger Arbeiter berichtete mir als erstes in einem Brief, daß er nach dem Durchschreiten eines Tunnelganges in ein lichtes Panorama getreten sei, in dem er sich aber plötzlich nicht mehr fortbewegen konnte, obgleich er es wollte. Er fühlte sich hierdurch ganz einfach zur Rückkehr gezwungen.

Ein 72jähriger Bauer aus dem Westerwald verschuldete einen Unfall auf einer Brücke, der einer Fußgängerin beinahe das Leben gekostet hätte. Nach einem später erlittenen Herzinfarkt erlebte er filmartig einen Lebensrückblick, wobei als einzige unangenehme Erinnerung der früher verschuldete Unfall auf der Brücke wiedergegeben wurde.

Ein 45jähriger Handwerker, der in der Kindheit von seiner Großmutter erzogen worden war, begegnete nach einem Herzinfarkt während einer

Reanimation dieser Großmutter, die ihn ins Leben zurückschickte mit der Frage: „Was willst Du denn schon hier?"

Ein 54jähriger Beamter sagte mir zunächst, daß er im Zustand der Bewußtlosigkeit nichts erlebt habe. Als er dann zu Hause war, hatte er den Mut, seiner Frau doch solche Erlebnisse einzugestehen, die mich darüber dann informierte. (Dieses Beispiel soll darauf hinweisen, daß eine verneinende Antwort nicht eine endgültig verneinende bleiben muß.)

Ein 54jähriger Arbeiter aus dem Schwarzwald erlebte im Frontlazarett sein eigenes Sterben, fühlte sich zunächst in ein unheimliches Dunkel hineingezogen, aus dem er sich dann plötzlich durch Gewalt in die Höhe gezogen fühlte, aus deren lichter und friedvoller Weite er gar nicht mehr zurückkehren wollte, jedoch durch das Bemühen der Ärzte mit Gewalt wieder zurückgeholt wurde.

In dieser ersten Gruppe haben wir bislang (Stand vom November 1977) 38 Patienten befragt; deren Reanimationsereignis lag so weit zurück, daß ihre Aussagen nicht durch die inzwischen in der Literatur bekannt gewordenen Veröffentlichungen beeinflußt sein können. Es soll in diesen Analysen besonders darauf geachtet werden, von welchen persönlichen, geschichtlichen und anderen äußeren Umständen die Färbung der geschilderten Berichte abhängig sein könnte. Weiterhin haben wir begonnen, eine zweite Gruppe von Patienten dann zu untersuchen, wenn sie gerade durch eine Reanimation ins Leben zurückgeholt werden.

Inwieweit die Geschichte eines Menschen, die Struktur seiner Persönlichkeit, etwa seine Religiosität, seine Bildung, seine Gewissensprägung, aber auch die Dauer und Schwere seiner Lebensbedrohung eine Rolle spielen, kann noch nicht bestimmt werden.

Wir haben aber bislang schon den Eindruck gewinnen können, daß alle diese Fakten nicht unbedeutend sind. Sehr wichtig erscheint in diesem Zusammenhang insbesondere die Frage, warum der eine Patient seinen „Lebensfilm" erlebt (der für ihn aber nur die Form einer Rückbesinnung hat und nicht etwa die eines „Gerichtes") und der andere nicht.

Ob bei Kindern solche oder ähnliche Erlebnisse vorkommen, hat sich bislang noch nicht zeigen lassen. Wir versuchen zur Zeit, Kinder nach Reanimation zeichnen zu lassen, um auf dem Wege der symbolisch-non-verbalen Sprache einen Zugang zu ihnen und ihren Erlebnissen zu finden, der möglichst unkompliziert und verwertbar sein sollte. Zu einer verbindlichen Aussage sind wir in dieser Frage noch nicht gekommen, da die Analysen der Bilder nicht einfach sind.

Noch ein Hinweis sei mir erlaubt auf die Berichte von zehn Suizidanten, deren Aussagen wir in den letzten Wochen analysiert haben. Sie hatten kein Gefühl von Frieden und Ruhe, von Wohlklang (Stimmen), von Licht oder Lichtwesen, von Wärme oder Wohligkeit, von Begegnung mit anderen, von einer Schranke mit der Aufforderung zur Umkehr, von einer Rückschau in Zufriedenheit (Lebensfilm) und berichteten auch in keinem Falle von einem Erlebnis, außerhalb des Körpers zu schweben. Dagegen wurden Zustände von Angst und Unruhe geschildert, unangenehme Geräusche, es sei „alles grauer gewesen als der dickste Nebel", Gefühle der Kälte und Trauer, der Frostigkeit, der völligen Vereinsamung, in der „niemand ruft und niemand hört", Gefühle des Verhaftetbleibens im Leib, Rückschaufilme mit Vorwürfen und Gefühlen der Bestürzung, uferloses Warten und schließlich noch das Gefühl, brutal zur Rückkehr gezwungen zu sein. In diesen Befragungen sind bislang noch keine Beziehungen zur Ursache des Suizid ablesbar gewesen.

Spontane Mitteilungen sind sehr selten. Oft ist ein Zugang zu den Befragten erst nach einem wiederholten Ansatz möglich. Die meisten Patienten brauchen offenbar eine Zeit bis zu 6 Monaten, bevor sie den Mut haben, ihre Erfahrungen mitzuteilen. Vorher hemmt sie offenbar die Befürchtung, als „Spinner" eingestuft zu werden. Als ich vor kurzem einen reanimierten Patienten nach seinen Erfahrungen befragen wollte, erhielt ich ohne Umschweife und ohne langes Überlegen zur Antwort, er habe nichts erlebt. Am Abend des gleichen Tages rief mich seine Ehefrau an, der er dann inzwischen „gebeichtet" hatte. Nach einem langen Gespräch mit ihm gab er mir zu, Angst davor gehabt zu haben, daß ich ihn als psychiatrischen Patienten einstufen würde, und er Gefahr laufen müßte, in eine geschlossene Anstalt eingewiesen zu werden.

Bei den Befragungen muß man sehr vorsichtig vorgehen, um nichts in den Patienten hineinzufragen oder etwas herauszufragen. Die Art des persönlichen Zugangs zum Patienten ist wichtig. Die Analyse sollte immer von dem erfolgen, der die medizinische Behandlung in den kritischen Tagen durchgeführt hatte; denn es kommt sehr auf den unmittelbaren menschlichen Kontakt zwischen den beiden Gesprächspartnern an, wenn ein Gespräch über die Erlebnisse erfolgreich geführt werden soll.

Nun, welche Konsequenzen ergeben sich aus diesen Beobachtungen für uns, für unsere Arbeit im Umgang mit Sterbenden?

1. Wir müssen sicher lernen zu akzeptieren, daß Sterbeerlebnisse für einen Reanimierten und Wiedergenesenden von so schwerwiegender Bedeutung sein können, daß sie sein weiteres Leben völlig umstimmen und ihn selbst zu einer, von seiner Umwelt dann nicht mehr recht verstandenen Neuorientierung kommen lassen können.

2. Es kommt sehr darauf an, wie wir mit den Sterbenden und insbesondere über sie hinweg reden, wenn wir wissen, daß sie trotz völliger Bewußtlosigkeit alles hören und verstehen, was gesprochen wurde. Es fallen dabei oft auch verletzende Worte wie: „der wird ja doch nichts mehr!" oder „Der ist ja doch schon tot!" oder „Was soll's, das lohnt sich ja doch nicht mehr!". Die Reanimierten sagen eigentlich alle, wie sehr sie durch Gerede, Geschäftig-

keit und Manipulationen am sterbenden Körper am Sterbevorgang selbst sich gehindert fühlten, in ihrem Sterbeerleben sich gestört fühlten.

3. Bei all diesen Aussagen handelt es sich um Aussagen von sterbend Gewesenen, die reanimiert werden konnten, nicht aber um Aussagen von Toten; denn solche Aussagen gibt es nicht. Es ist auch abwegig, aus diesen Berichten den Beweis ableiten zu wollen, daß es ein Leben nach dem Tode gibt oder gar, wie es aussehen könnte. Trotzdem vermitteln uns diese Berichte das Gefühl, daß das Sterben und das Hinübergleiten in den Tod doch nicht so erschreckend, so schrecklich ist, wie wir befürchten. Sie trösten uns, die wir alle Angst vor dem Sterben haben, helfen vielleicht auch ein wenig bei der Trauer um den Tod eines geliebten Menschen.

Unsere Hoffnung ist, daß diese Berichte von Reanimierten nicht nur Ausdruck von Wunschdenken, Geburt von Phantasie sind; aber es ist wohl fraglich, ob hierauf je eine Antwort gefunden werden kann.

Ausbildung und Training für den Umgang mit Sterbenden

Paul Sporken

1. Einführung

In meinem ersten Beitrag habe ich darauf hingewiesen, daß die Bejahung des Sterbens für den Sterbenden und die nächsten Angehörigen manchmal äußerst schwierig ist. Außerdem wird jeder Helfer oft von einem Gefühl des Unvermögens überfallen. Dieses Gefühl wird noch verstärkt durch die Tatsache, daß der Helfer selbst, seine Grundhaltung dem Leben und dem Sterben gegenüber und seine Gefühle ganz ausdrücklich mit dabei sind.

Die Erfüllung unserer Aufgabe zum Beistand an Sterbenden muß also „gelernt" werden. Stellt sich die Frage, wie man solches überhaupt lernen kann?

Ich bin nicht in der Lage, alle möglichen Methoden der Ausbildung und Fortbildung zu behandeln. Ich kann nur von dem berichten, was ich (und einige Kollegen) in der neuerrichteten Medizinischen Fakultät in Maastricht auf diesem Gebiet tue. Deshalb werde ich zunächst einmal erläutern, auf welche Art wir versuchen, unsere Medizin-Studenten auf ihre ganzheitliche Aufgabe vorzubereiten. Sodann werde ich von dem berichten, was ich persönlich in der Fortbildung von Ärzten, Pflegepersonen und anderen in der Gesundheitssorge tätigen Personen unternehme.

2. Ausbildung

Die Grundgedanken der medizinischen Ausbildung an der neuen medizinischen Fakultät in Maastricht sind festgelegt worden in der sogenannten „Basis-Philosophie".

2.1. Basis-Philosophie Maastricht

Obwohl jede medizinische Fakultät versucht, gute Ärzte, die ihren Kranken auf menschliche Art helfen, auszubilden, hat diese neue medizinische Fakultät diesen Grundgedanken ganz konsequent durchgeführt.

An den meisten medizinischen Fakultäten begnügt man sich damit, in der ganzen medizinischen Ausbildung irgendwo am Rande 20 Vorlesungen über medizinische Psychologie, Soziologie und Ethik abzuhalten. Hippokrates hat die Grundnorm jeder ärztlichen Hilfe folgendermaßen formuliert: das

Heil des Kranken ist das höchste Gesetz. Das beinhaltet, daß man zwar die Krankheiten bekämpfen, aber vor allem kranken Menschen helfen soll. Eine Ausbildung, die sich de fakto fast ausschließlich mit den Naturwissenschaften und verwandten Wissenschaften beschäftigt, ist unzulänglich für die Hilfe an einem kranken Menschen, besonders wenn man dabei an die Entwicklung des Krankheitsprofils denkt.

2.2. Die Human- und Sozialwissenschaften in der medizinischen Ausbildung

In den letzten Jahren wuchs aber immer mehr die Überzeugung, daß Gesund- oder Kranksein ein vollmenschliches Geschehen ist. Wenn man diese Einsicht ernst nimmt, ist es verständlich, daß in dieser neuen Fakultät die Human- und Sozialwissenschaften als wesentliche Bestandteile der medizinischen Ausbildung betrachtet werden. Deshalb gibt es innerhalb der medizinischen Fakultät drei Lehrstühle und zwar für Psychologie, Soziologie und Ethik.

Das Ausbildungsprogramm ist außerdem nicht mehr fachorientiert, sondern problemorientiert und sehr praxisbezogen aufgebaut. Zu diesem Zweck werden die verschiedenen Problemkreise der ganzheitlichen Medizin den Studenten in Unterrichtseinheiten von sechs Wochen angeboten. In einer solchen Unterrichtseinheit wird eine große Thematik behandelt, aber interdisziplinär. Die Studenten bearbeiten diese Themen immer in Gruppenarbeiten und zwar mit Hilfe eines Arbeitsbuches, das für jede Unterrichtseinheit (wiederum in interdisziplinärer Zusammenarbeit der verschiedenen Professoren) zusammgengestellt wird.

Das bedeutet u. a., daß z. B. in einer Unterrichtseinheit über Tumoren auch die Probleme bezüglich Information an und Begleitung von Patienten behandelt werden. Da steigen dann z. B. der Psychologe und der Ethiker mit ein, und helfen den Studenten, sich mit dieser Thematik auseinanderzusetzen und durch Training zu lernen, wie man Gespräche mit Schwerkranken bzw. Sterbenden führen kann.

3. Fortbildung

Der Ausgangspunkt jeder Fortbildung liegt darin, daß man untersucht, welche Nöte und Bedürfnisse es gibt, welche Aufgabe die professionellen Hilfeleistungspersonen haben und wie ihnen geholfen werden muß (z. B. welche Fähigkeiten zusätzlich entwickelt oder weiter entwickelt werden müssen).

Ganz im allgemeinen kann man feststellen, daß jeder Helfer dauernd Fortbildung braucht, weil er sich die neuen Erkenntnisse seiner Disziplin aneignen muß, und weil er die vorhandenen Fähigkeiten auf möglichst hohem Niveau halten soll.

Für die Helfer in der Gesundheitssorge gilt insbesondere, daß sie eine bestimmte Ausbildung zur Hilfe bei bestimmten Gesundheitsproblemen bekommen. Grade auf diesem Gebiet hat aber eine tief einschneidende Entwicklung stattgefunden, und zwar bezüglich des Krankheits- und Sterbeprofils (vgl. *Nuyens, Y.:* Ziek-zijn en samenleving: een zieke samenleving? In: Tijdschrift voor Sociale Geneeskunde 50 (1972) 20, 741).

3.1. Entwicklung des Krankheitsprofils

Das Krankheitsprofil des 19. und des frühen 20. Jahrhunderts war gekennzeichnet durch Infektionskrankheiten (Diphterie, Dysenterie, Masern, Influenza usw.). Charakteristisch für diese Krankheiten ist: Sie werden durch eine einfache direkte Ursache, nämlich einen Mikroorganismus hervorgerufen, der sich im Körper einnistet, von Individuum auf Individuum übertragbar ist und eine Krankheit auslöst, die meistens schnell verläuft, das heißt: zu Genesung oder Tod führt. Wenn man Ursache und Übertragungsmechanismus dieser Krankheiten kennt, und es gelingt, diese zu bekämpfen, dann lassen sie sich heilen oder sogar verhindern.

Der Mensch selbst tritt bei solchen Krankheiten kaum in den Blickpunkt. Es ist deshalb verständlich, daß das medizinisch-somatische Hilfeleistungsmodell für derartige unikausale Krankheiten meist klar erkennbar ist. Ganz anders wurde die Situation, als sich das Krankheitsprofil drastisch veränderte, durch die Zunahme der Zivilisationskrankheiten (z. B. Herz- und Gefäßerkrankungen, Diabetes, bestimmte Geisteskrankheiten). Wenn man die verschiedenen Variationen einmal außer Betracht läßt, kann man für die Zivilisationskrankheiten folgende Kennzeichen nennen: Sie haben mehrere Ursachen, die außerdem oft undeutlich sind: sie greifen die Gesundheit nicht aus einer einzigen Ursache und durch einen bestimmten Übertragungsmechanismus an, so daß die Bekämpfung einer Ursache nicht zur Heilung oder Verhinderung genügt; sie verlaufen im allgemeinen langsamer und führen häufig zu einer bestimmten Form von Invalidität: schließlich steht bei den Zivilisationskrankheiten nicht das infizierte Organ oder der Organismus im Vordergrund, sondern der Mensch als ganzer. Dabei wird dem Körper sozusagen sein menschlicher Charakter zurückgegeben, und Krankheit wird wieder zu einem menschlichen Geschehen, sowohl in ihrer Entstehung als auch in ihrer Heilung. Im Gegensatz zu den Infektionskrankheiten ist bei den Zivilisationskrankheiten das bekannte, medizinisch-somatische Hilfeleistungsmodell – das sich ja auf eine einzige Ursache richtet – untauglich. Weil die Zivilisationskrankheiten in ihrem Entstehen multikausal sind, muß mit einem multidisziplinären Hilfeleistungsmodell gearbeitet werden, das heißt, der Arzt wird die verschiedenen Ursachen aufspüren und seine therapeutischen Maßnahmen auch auf verschiedenen Ebenen einsetzen müssen.

Wie schwierig das ist, wird schon deutlich, wenn man an die Krankheiten denkt, die größtenteils durch psychosozialen Streß verursacht werden. Streß weist auf einen Zustand ständiger psychischer Überbelastung hin; er entspringt einer unlösbaren Diskrepanz zwischen der tatsächlichen Situation und dem Ideal, das die Person selbst unter wirklichem oder vermeintlichem Druck ihrer Umgebung glaubt realisieren zu müssen. Wenn eine solche Überbelastung nicht behoben wird, kann sie leicht zu den Zivilisationskrankheiten führen. Dabei steht der Mensch in seiner Ganzheit, mit seiner Geschichte und seiner Zukunft, auf dem Spiel.

3.2. Die Folgen für die Hilfeleistung

Die Entwicklung des Krankheitsprofils und der dazu erforderlichen Hilfe hatte einen sehr großen Einfluß auf die Art dieser Hilfe. Es wuchs die Überzeugung, daß Gesund- oder Kranksein ein vollmenschliches Geschehen ist, bei dem körperliche, psychische und soziale Faktoren eine wesentliche Rolle spielen. Einem Kranken helfen bedeutet daher immer, einem Menschen in einer bestimmten Situation seines Lebens Hilfe leisten.

Je ernster jemand krank ist, um so tiefer und einschneidender werden Ärzte und andere Gesundheitshelfer in das Leben des Patienten eingreifen müssen. Verantwortliche Hilfeleistung darf sich also nicht mit dem begnügen, was in diesem Augenblick erforderlich ist, sondern muß auch die Folgen berücksichtigen, welche die jeweilige Behandlung für den ganzen weiteren Lebensweg des Kranken haben wird. Auf diese Art wird ein medizinisches Menschenbild vervollständigt, das Ausgangspunkt für eine integrale Heilkunst im wahren Sinn des Wortes sein kann: eine Heilkunst, in der alle Teilbehandlungen letztlich auf die integralen Interessen des kranken Menschen gerichtet sind und durch diese normiert werden. Vor diesem Hintergrund wird die Grundnorm jeder ärztlichen Hilfe durch den kranken Menschen in seiner Ganzheit bestimmt. Sie umfaßt deshalb das komplexe Ganze körperlicher, psychischer, sozialer und dynamischer Aspekte, die der menschlichen Existenzsituation wesentlich eigen sind (vgl. *Sporken, P.:* Die Sorge um den kranken Menschen, Grundlagen einer neuen medizinischen Ethik, Düsseldorf, Patmos, 1977).

3.3. Die Folgen für die Fortbildung

Die vorhergegangenen Überlegungen sind von wesentlicher Bedeutung für den Aufbau einer modernen Fortbildung.

In Maastricht versucht man – besonders auch vor dem Hintergrund der Basis-Philosophie –, diesen Tatsachen Rechnung zu tragen. Es werden Kongresse, Tagungen und Fortbildungskurse angeboten. Der Schwerpunkt der heutigen Fortbildung liegt aber auf dem Training sozialer Fähigkeiten im Hinblick auf Begleitungsgespräche, insbesondere mit Schwerkranken und Sterbenden, auf der Grundhaltung und dem Aufbau einer zwischenmenschlichen und wahrhaft helfenden Beziehung mit dem Kranken, auf der Meisterung der eigenen Gefühle und auf dem Lernen, seine Hilfeleistung selbst zu bewerten. Seit vier Jahren wurde diese Fortbildung versorgt durch das „Interlimburgs Post Universitair Centrum" (Direktor: *P. Sporken*), ein Zentrum für Fortbildung von Ärzten, Pflegepersonen und anderen, in der Gesundheitssorge tätigen Personen. Durch ein neues Gesetz bezüglich der Fortbildung sind die medizinischen Fakultäten vonseiten der Landesregierung damit beauftragt worden, die Fortbildung weiter zu gestalten. Das bedeutet für Maastricht, daß die Arbeit dieses bis jetzt selbständigen Zentrums in der nächsten Zukunft durch die Medizinische Fakultät übernommen wird.

In dem nun folgenden Teil meines Beitrages werde ich von einer der vielen Aktivitäten dieses Zentrums berichten, und zwar von den Trainings für den Umgang mit Sterbenden, die ich seit vier Jahren an diesem Zentrum geleitet habe.

4. Training für den Umgang mit Sterbenden

4.1. Die Art des Trainings

Zunächst einmal eine Bemerkung über die Art des Trainings, wie ich sie abgehalten habe. Es gibt viel Arten. Ich will nur einige davon nennen. Das „sensitivity-training" bezieht sich ganz ausdrücklich auf die tieferen Gefühle des Menschen; die verschiedenen Arten von Beziehungs-trainings tun das gleiche, sind aber doch etwas mehr auf das Erleben der zwischenmenschlichen Beziehungen ausgerichtet. Das sogenannte „Skill-training" dagegen richtet seine Aufmerksamkeit primär auf die Entwicklung der sozialen Fähigkeit, die helfenden Gespräche möglichst gut zu führen und zwar durch das Vermeiden von störendem Verhalten und durch die Anwendung der richtigen Gesprächstechnik und Methodik. Natürlich wird es vorkommen, daß z. B. bei der Bewertung eines Gespräches die betroffene Person ihre Grundhaltung zur Sprache bringt; der Trainer selbst soll das aber nicht tun.

Am Anfang eines Trainings muß man die Zielsetzung ernsthaft durchdiskutieren, damit später keine Meinungsverschiedenheiten darüber entstehen können.

Persönlich habe ich diese letzte Art von Training bevorzugt, und zwar deshalb, weil diese durch ihre starke Bezogenheit auf die Praxis der Hilfeleistung m. E. die besten Ergebnisse für die in der Praxis tätigen Personen einbringt. Das heißt natürlich nicht, daß man von den anderen Arten nicht viel lernen kann, sondern nur, daß ich selbst – auch im Vergleich mit anderen Arten – sehr gute Erfahrungen mit diesem Skill-training gemacht habe.

Weil es sich um ein Training handelt (und nicht um Besinnungsstunden), wurden die Teilnehmer an einem solchen Training gebeten, sich zuvor mehr inhaltlich mit der Thematik zu beschäftigen, und zwar mit Hilfe der folgenden Bücher: *E. Kübler-Ross:* „Interviews mit Sterbenden", Stuttgart, 1972, und *Paul Sporken:* „Umgang mit Sterbenden", Düsseldorf, 1975 (3e). Wenn während des Trainings das Bedürfnis an einer längeren Besinnung über eine Thematik als unumgänglich erscheint, wird zu diesem Zweck eine bestimmte Zeiteinheit reserviert.

4.2. Die Gruppen

Wenn man ein Training abhalten will, ist es wünschenswert, dafür zu sorgen, daß die Teilnehmer möglichst die gleiche Arbeit haben. Dadurch wird es leichter, die Zielsetzung zu begrenzen. Außerdem sind dann die besten Voraussetzungen vorhanden, daß man sehr praxisbezogen arbeiten kann.

Die verschiedenen Gruppen, mit denen ich gearbeitet habe, sind die folgenden: Gruppen von Stationsschwestern(-pflegern); aus Krankenhäusern und Pflegeheimen; Zweitschwestern(-pflegern); allgemein praktizierende Ärzte („huisartsen"); Internisten; schließlich auch einige interdisziplinäre Gruppen, die auf einer Station des Krankenhauses tätig sind, z. B. eine Gruppe, Kinderspezialisten, Stationsschwestern, Zweitschwestern Spieltherapeutin und Arbeitstherapeutin.

Wenn eine Trainingsgruppe im Alltag nicht zusammen arbeitet, sondern erst am Anfang des Trainings eine Gruppe wird, muß man besonders aufmerksam darauf sein, daß die Gruppenbildung in der Tat in Gang gesetzt wird, und daß man die Zielsetzung ausdrücklich miteinander bespricht.
Im Hinblick auf die Zielsetzung wäre noch zu bemerken, daß ich ein Training immer damit anfange, die individuellen Zielsetzungen, Erwartungsvorstellungen und das, was die einzelnen Teilnehmer lernen wollen, zu inventarisieren. Das fördert schon den Prozeß der Gruppenbildung und bietet zugleich die Möglichkeit, bestimmte Schwerpunkte zur Hilfe für den einzelnen Teilnehmer zu setzen.

4.3. Der Aufbau des Trainings

Es ist bekannt, daß man auch innerhalb eines „Skill-trainings" mehrere Möglichkeiten hat. Man kann z. B. sofort anfangen mit der Besprechung und Bewertung von Gesprächsprotokollen. Dies hat sicherlich den Vorteil, daß man von vornherein die Praxis in das Training einbezieht. Der Nachteil ist aber, daß vielleicht die elementaren sozialen Fähigkeiten unzulänglich geübt werden. Persönlich bin ich der Meinung, daß es schließlich effektiver wirkt, wenn man sich zunächst einmal die Zeit nimmt, diese elementaren Fähigkeiten zu üben und erst danach Protokolle von Gesprächen aus der Praxis einzubringen. Deshalb habe ich mit dem folgenden Aufbau des Trainings gearbeitet:

Die Trainings werden meistens in 12 Sitzungen von je zwei Stunden abgehalten. Während der ersten Sitzung gibt es zu Anfang ein kurzes Kennenlernen und anschließend eine Besprechung der Art des Trainings, der Zielsetzungen und die Inventarisation der individuellen Erwartungen und Wünsche. Im großen ganzen wird der folgende Aufbau angestrebt:

Die ersten Sitzungen umfassen elementare Übungen im Zuhören auf das, was gesagt wird und auf die gefühlsmäßigen Hintergründe. Zuhören auch auf das, was nicht verbal, sondern durch die Haltung, durch Gebärden usw. ausgedrückt wird. Sodann die Übung, weitere Fragen auf eine solche Art zu formulieren, daß der Hilfesuchende besser und deutlicher aussagen kann, was ihm auf dem Herzen liegt. Eigentlich handelt es sich hierbei um die echte Interviewtechnik, die für das Führen eines helfenden Gespräches unentbehrlich ist. Für ein helfendes Gespräch oder ein Gespräch zur Hilfe bei der Lösung eines Problems ist es ungemein wichtig, daß der Helfer zunächst einmal wirklich zuhört und sich in die Gefühle und in die Problemsituation des Hilfesuchenden einlebt.

In der dritten und vierten Sitzung werden Übungen vorgenommen bezüglich des sogenannten „konfliktlösenden" Gesprächs.

Dabei handelt es sich nicht nur um die Situation, in der zwei Menschen entgegengesetzter Meinung sind, sondern auch um die Bewältigung von Momenten innerhalb eines helfenden Gesprächs, in denen irgendein Kurzschluß entsteht. Es ist wichtig zu lernen, wie man damit umgehen soll. Ein helfendes Gespräch ist und bleibt ja ein Geschehen zwischen zwei Menschen, die beide ihre eigenen Gefühle haben. Wenn der Helfer nicht imstande ist, dies zu erkennen und auf die rechte Art damit umzugehen, würde das Gespräch dadurch scheitern.

Während der folgenden Sitzung wird geübt, wie man eine negative oder traurige Nachricht überbringen kann. Für die Gespräche mit den Sterbenden ist dies sehr wichtig und zwar im Hinblick auf die Vermittlung oder Besprechung der Wahrheit. Die Teilnehmer sollten dabei lernen, welche Methodik zu bevorzugen ist, aber noch viel mehr erfahren, mit welcher Methodik sie selbst am besten umgehen können.

In der siebten und achten Sitzung werden Übungen vorgenommen im Hinblick auf das Problemgespräch oder das Gespräch im Rahmen einer länger dauernden Begleitung. Auch hierbei geht es nicht sosehr darum, die beste Methodik heraus zu finden. Fast ebenso wichtig ist es, daß die Teilnehmer entdecken, wo ihre Stärke und wo ihre Schwäche liegt, damit sie sich den richtigen Weg zu ihren besten Fähigkeiten zum Helfen bahnen können.

In der ersten Hälfte des umfassenden Trainings werden die Teilnehmer darum gebeten ein (möglichst wörtliches) Protokoll eines Gespräches einzureichen, am liebsten eines Gespräches, mit dem sie sich schwer getan haben. Dieses Gespräch darf, muß aber nicht unbedingt, auf Tonband aufgenommen worden sein. Auch wenn es nach dem Gespräch nur aus dem Gedächtnis aufgezeichnet wird, bietet ein solches Protokoll viele Lernmöglichkeiten und Ansatzpunkte für weitere Bewertungen. Die übrigen Sitzungen werden dazu verwendet, diese eingereichten (und für die Gruppenmitglieder vervielfältigten) Gesprächsprotokollen zu bewerten. Bei der Bewertung werden gelegentlich verwandte Probleme diskutiert, Wiederholungen von bestimmten Trainingsgesprächen gemacht, oder auch – auf Wunsch der betroffenen Person selbst – die tieferen Gefühle und die Grundhaltung zur Diskussion gestellt.

Manchmal wird auch an kritischen Stellen eines Gespräches darum gebeten, daß jeder Teilnehmer einmal aufschreibt und der Reihe nach ausspricht, wie er an dieser Stelle im Gespräch reagiert hätte. Daraus ergeben sich manchmal viele anderen Möglichkeiten, auf bestimmte Aussagen des Hilfesuchenden zu reagieren. Es ist ja nicht so, daß es jeweils nur eine gute Reaktion gäbe. Das Wichtigste ist, daß man sich seiner Reaktion und den Folgen dieser Reaktion bewußt ist. Persönlich formuliere ich das oft auf folgende Art: In einem helfenden Gespräch darf man fast alles, unter der Bedingung, daß man weiß, daß man so reagiert, weiß warum man so reagiert und sich der Folgen bewußt ist, die diese Reaktion haben kann. Wenn man sich dieser drei Bedingungen bewußt bleibt, wird man die schlimmsten Fehler vermeiden!

4.4. Der Aufbau der einzelnen Sitzungen

Was gesagt wurde über den Aufbau des umfassenden Trainings, gilt natürlich auch für den Aufbau der einzelnen Sitzungen: Es gibt mehrere Möglichkeiten. Man kann z. B. anfangen mit der Besprechung der Regeln, nach denen ein helfendes Gespräch abgehalten werden soll, und erst dann die verschiedenen Übungen zur Anwendung dieser Regeln vornehmen. Persönlich bevorzuge ich die umgekehrte Methodik: zunächst einmal der Versuch ein Gespräch (im Rollenspiel) abzuhalten, dann die notwendigen Informationen über die Regeln anbieten, mit Hilfe dieser Information das Gespräch bewerten und schließlich eine wiederholte Übung des betreffenden Gesprächs, gefolgt durch eine Bewertung. Persönlich habe ich den Eindruck, daß diese Methodik den Prozeß des Lernens fördert. Man kann besser nachprüfen, welche Fähigkeiten die Teilnehmer schon haben, und zugleich die Selbstaktivität stimulieren.

Am Anfang des Trainings, bei dem der Hauptakzent ja noch bei der Gesprächsmethodik liegt, kommt man nicht an dem Gebrauch von Rollenspielen vorbei. Aber das bringt sicherlich auch den Vorteil mit sich, daß die Aufmerksamkeit nicht allzu sehr durch den Inhalt und die in dem Gespräch angesprochene Problematik in Anspruch genommen wird. Manchmal ist es aber so, daß in den späteren Sitzungen verschiedene Teilnehmer ein persönliches Problem (z. B. die Verkraftung der eigenen Gefühle in einem bestimmten Problemfall) einem anderen Teilnehmer vorlegen. Von solchen Übungen kann man ungemein viel lernen. Es stellt aber sehr hohe Anforderungen an den Leiter des Trainings. Er muß ja in diesem Fall nicht nur helfen, dieses Trainingsgespräch richtig zu bewerten, sondern auch sehr ausdrücklich nachprüfen, ob dem Teilnehmer, der ein persönliches Problem vorlegte, genügend geholfen ist (wenn nicht, dann soll er selbst eine ergänzende Hilfe leisten!).

Im allgemeinen gilt für die Bewertung, daß möglichst oft die Brücke zur Praxis geschlagen werden muß, damit schon während der Dauer des Trainings die gegenseitige Beeinflussung zwischen Lernen und Praxis gefördert wird.

Im übrigen wird es angestrebt, einige Monate nach Abschluß des Trainings ein „follow-up Training" abzuhalten und zwar mit einer doppelten Zielsetzung. Zunächst einmal, um den in Gang gesetzten Lernprozeß zu konsolidieren, und zweitens, um die eventuellen „Lücken" zuergänzen. Außerdem dient ein solches Follow-up Training gleichzeitig als eine Bewertungsmöglichkeit für den Leiter des Trainings.

5. Die Notwendigkeit ständiger Bewertung

Die Bewertungen während des Trainings sollten immer mit der größten Sorgfalt vorgenommen werden. Schließlich geht es ja darum, daß die Teilnehmer lernen, später ihre eigene Hilfeleistung selbst zu bewerten.

Die Tatsache, daß wir im Hinblick auf unsere Hilfeleistung keine vorgefertigten Faustregeln zur Verfügung haben, macht eine ständige Bewertung unserer Hilfe um so notwendiger. Bewertung bedeutet, daß man die Hilfe nach ihrem Wert überprüft und abschätzt. Bewerten beinhaltet zunächst einmal, daß ein Bewußtwerdungsprozeß in Gang gesetzt wird und zwar in Bezug auf die geleistete Hilfe. Dabei soll kritisch überprüft werden, was das Endergebnis der Hilfeleistung war und ob dem Hilfesuchenden damit geholfen worden ist. Weil die meisten Probleme auch gefühlsmäßige Aspekte haben, muß die Bewertung ergänzt werden durch die Berücksichtigung von allem, was inzwischen mit dem Helfer und mit seinen Gefühlen geschah. Das gilt in besonderem Maße für den Sterbensbeistand, weil die Beziehung mit dem Sterbenden zwangsläufig eine Konfrontation mit uns selbst und der eigenen Haltung gegenüber Leiden und Sterben bedeutet. Jede Hilfeleistung ist ja schließlich ein Prozeß zwischen zwei Menschen, die beide ihr eigenes Gefühlsleben besitzen. Die Gefühle des Helfers sind immer mit im Spiel und werden unumgänglich die Hilfeleistung positiv oder negativ beeinflussen. In dieser doppelten Überprüfung liegt die einzige Garantie, um einen Automatismus und eine Bevormundung zu verhindern, weil dadurch unser Sehen, Hören und Einleben in die Gefühle des Hilfesuchenden vor einseitiger Interpretation unsererseits bewahrt wird.

Wir können von dem Geholfenen lernen, ob und inwieweit durch unser Helfen den Belangen des anderen wirklich gedient wird. Es liegt klar auf der Hand, daß eine richtige Bewertung am besten zu zweit oder vorzugsweise im Team geschehen kann. Dann ist es aber um so wichtiger, die Bewertung auf eine solche Art zu formulieren, daß der betroffene Helfer nicht verletzt, sondern gestärkt wird in seiner Hilfeleistung.

Bewerten beinhaltet schließlich, daß nicht nur die Hilfeleistung verbessert wird, sondern daß auch der Helfer selbst etwas davon hat. Ich meine folgendes: die Bewertung soll nicht zu einer Litanei von allen Dingen werden, die falsch gemacht wurden. Letztlich geht es darum, daß der Helfer durch die Bewertung seiner Hilfeleistung zugleich entdecken kann, welche positiven Fähigkeiten er hat. Eine Bewertung darf sich also nicht beschränken auf dasjenige, was bei der Hilfe falsch gemacht wurde oder auf die fehlenden Fähigkeiten des Helfers. Sie soll letzten Endes dazu führen, daß der Helfer entdeckt, welche positiven Möglichkeiten zur Hilfe er schon besitzt, und welche Fähigkeiten er noch weiter entwickeln kann. Nur damit ist dem Helfer und dem Hilfesuchenden gedient. Helfer sind nicht nur für die Hilfesuchenden, sondern auch für einander verantwortlich. Das beinhaltet u. a., daß nicht ausschließlich die Belange der Kranken und die Bewertung der Hilfeleistung Gegenstand der Teambesprechungen sein sollten. Wir müssen zugleich dem Kollegen und der Kollegin die Möglichkeit bieten, seine/ihre noch nicht seelisch verkrafteten Gefühle zu äußern. Denn jeder Mensch, der ehrlich versucht, einem kranken oder sterbenden Mitmenschen zu helfen, verdient es, daß ihm geholfen wird.

Ausbildung für den Umgang mit Sterbenden. Eine Diskussion möglicher Lernziele

Uwe Koch und Christoph Schmeling

1. Vorüberlegungen

Die Notwendigkeit, einen angemessenen Sterbebeistand zu leisten, ist in den letzten Jahren vermehrt ins öffentliche Bewußtsein gedrungen. In den zahlreichen inzwischen erschienenen Publikationen wird häufig die Forderung nach einer verstärkten Ausbildung der besonders betroffenen Berufsgruppen für diese Aufgabe gestellt. Die Zahl der Beiträge, die über diesen Appell hinausgehen und sich konkret mit Ausbildungsfragen befassen, ist aber nach wie vor gering. So fehlen systematische Darstellungen von Lernzielen, ihre Umsetzung in entsprechende Lernprogramme sowie deren wissenschaftliche Evaluierungen.

In der Abteilung für Medizinische Psychologie des Universitätskrankenhauses Hamburg-Eppendorf arbeiten wir seit zwei Jahren an einem Lernprogramm „Umgang mit Sterbenden". In diesem Beitrag liegt der Schwerpunkt auf der Diskussion der Lernziele. Die Programmbeschreibung und die Versuche seiner Evaluierung sind an anderer Stelle dargestellt (*Schmeling*, in Vorbereitung).

1.1. Notwendigkeit von Lernzielen

Eine Festlegung auf definierte Lernziele erscheint uns aus folgenden Gründen von Wichtigkeit (siehe auch *Dahmer*, 1974):

a) Sie zwingt zu einer Festlegung dessen, was im Ausbildungsprozeß gelernt werden soll; dies ist insbesondere bei der Beschäftigung mit einem Thema wie „Umgang mit Sterbenden" von Wichtigkeit, weil hier noch weniger als bei naturwissenschaftlichen Lernzielen von einer Einigkeit in der Zielrichtung der Ausbildung ausgegangen werden kann.

Erst die Lernzieldarstellung der Autoren des Lernprogramms macht die dem Programm zugrundeliegenden Normen für andere transparent und ermöglicht so eine kritische Diskussion.

b) Lernziele sind ebenso Voraussetzung für einen systematischen Lernprozeß; dies betrifft sowohl den Ablauf des Programms in Lernschritten als auch den Einsatz geeigneter didaktischer Techniken und Medien zur Erreichung der Lernziele.

c) Des weiteren läßt sich die Frage, wie weit die angestrebten Lernziele im Verlauf des Lernprogrammes tatsächlich erreicht werden, d. h. die Evaluierung des Programms, nur vornehmen, wenn eine Festlegung auf Lernziele erfolgt ist.

1.2. Zielgruppen und Schwerpunktsetzung im Programm

Teilnehmer an dem Programm „Umgang mit Sterbenden" können sein:

- Ärzte,
- Medizinstudenten der verschiedenen Ausbildungsstufen,
- Krankenschwestern, Krankenpfleger,
- Berufsgruppen, die in vergleichbarer Form wie Schwestern und Pfleger mit Sterbenden zu tun haben (z. B. Zivildienstleistende und Krankengymnasten),
- in der Ausbildung befindliche Angehörige der Pflegeberufe.

Umfang und Inhalt sowie Form des Lernprogramms müssen sich an den Bedürfnissen dieser Berufsgruppen orientieren sowie die institutionellen Bedingungen, unter denen für diese Gruppen Ausbildung möglich ist, in Rechnung stellen. So wünschenswert eine umfassende Ausbildung zu diesem Thema ist – in den Clinical Pastoral Trainings werden Theologen drei Monate lang in Gesprächsführung geschult und auf ihre Aufgaben als Krankenseelsorger vorbereitet –, so wenig scheint dies für die o. g. Zielgruppen eine realistische Forderung. In unseren Überlegungen gehen wir von einem Zeitaufwand für die Ausbildung aus, der einerseits eine Integration in die bestehenden medizinischen und pflegerischen Curricula ermöglicht, andererseits auch im Rahmen von Fortbildungsveranstaltungen bleibt. Um einen befriedigenden Kompromiß zwischen diesen Realitäten und der Vielfältigkeit des Themas zu erreichen, war eine inhaltliche Schwerpunktsetzung notwendig. Hauptziel des Programmes ist es deshalb, die Voraussetzungen der Teilnehmer für eine offene Kommunikation mit den Sterbenden zu verbessern, ein Eingehen auf die Bedürfnisse der Todkranken zu erleichtern. Deswegen sollen

- das Wissen um die Probleme Sterbender und um den Umgang mit ihnen erweitert werden (kognitive Lernziele),
- die individuell ablaufenden emotionalen Prozesse beim Sterbenden sowie beim Personal, das mit Tod und Sterben konfrontiert wird, nachempfunden und verdeutlicht werden (affektiv-soziale Lernziele),
- ein Beitrag geleistet werden zum Erwerb von Fertigkeiten, die zum Umgang und zur offenen Kommunikation mit Sterbenden qualifizieren (Skills).

Es erschien uns nicht möglich, in dem von uns gewählten zeitlichen Rahmen folgende wichtigen und wünschenswerten Inhaltsbereiche zu berücksichtigen:

- pflegerische und medizinische Aspekte (z. B. Schmerzbekämpfung),
- Umgang mit sterbenden Kindern und ihren Eltern,
- Probleme der Grenzen des Einsatzes medizinischer Mittel (z. B. Intensivmedizin und die damit zusammenhängenden Fragen der Sterbehilfe),
- die Selbstmordproblematik.

Trotz dieser Schwerpunktsetzung und thematischen Begrenzung ist der gewählte kommunikative Schwerpunkt ein so umfangreiches Gebiet, daß uns eine Bearbeitung im vorgegebenen Zeitrahmen nur bei einer straffen Strukturierung des Programms möglich erscheint.

Aufbauend auf diesen Vorüberlegungen werden im folgenden tabellarisch zunächst die detaillierten Lernziele dargestellt. Anschließend werden die Lernziele unter Zuhilfenahme einschlägiger Literatur begründet werden.

2. Lernziele – Erläuterungen und Begründungen

2.1. Tabellarischer Überblick über die Lernziele

I. Der Teilnehmer am Lernprogramm „Umgang mit Sterbenden" soll sich Kriterien erarbeiten, mit welchem Patienten er wie offen über dessen Krankheit kommunizieren (bzw. welchen er wie weit aufklären) kann; er soll diese Kriterien in der Praxis anwenden können.

---

a. Der Teilnehmer soll Verhalten und Erleben der eigenen Person und das seiner Umwelt im Zusammenhang mit Tod, Sterben und Sterbenden reflektieren und kritisch einordnen. In diesem Rahmen soll er:
   1. sich sein bisheriges Verhalten und Erleben im Zusammenhang mit Tod und Sterben bewußt machen,
   2. sich das Verhalten und Erleben anderer, besonders im Krankenhaus Tätiger, bewußt machen.

---

b. Der Teilnehmer soll sich mit Fakten auseinandersetzen, die für oder gegen eine offene Kommunikation mit Sterbenden sprechen. In diesem Rahmen soll er:
   1. wissen, was gegen eine offene Kommunikation (bzw. eine Aufklärung) spricht,
   2. wissen, was für eine offene Kommunikation (bzw. eine Aufklärung) spricht,
   3. einordnen, ob sein bisheriges Verhalten und seine Einstellung durch diese Fakten gestützt oder in Frage gestellt werden.

---

c. Der Teilnehmer soll entscheiden können, mit welchem Patienten er wie offen kommunizieren (bzw. welchen er aufklären) kann. In diesem Rahmen soll er:
   1. versuchen, sich in die Lage eines Todkranken hineinzuversetzen, um für diese Situation sensibel zu werden,
   2. sich klarmachen, daß die Möglichkeiten des Sich-Hineinversetzens beschränkt sind,

3. auf dieser Grundlage die Entscheidungskompetenz für das Ausmaß der offenen Kommunikation (bzw. der Aufklärung) reflektieren,
4. aus den Signalen des Patienten ablesen können, wie offen dieser kommunizieren (bzw. wie offen er aufgeklärt werden) will,
5. reflektieren, wie weit er die Bereitschaft zur offenen Kommunikation (bzw. Aufklärung) dem Patienten zu verstehen gibt,
6. die möglichen Folgen einer offenen Kommunikation (bzw. Aufklärung) abschätzen können.

II. Der Teilnehmer am Lernprogramm „Umgang mit Sterbenden“ soll lernen, mit Sterbenden zu kommunizieren und umzugehen.

---

d. Der Teilnehmer soll lernen, in angemessener Form mit Sterbenden zu kommunizieren. In diesem Rahmen soll er:
1. den Prozeßcharakter der Auseinandersetzung eines Patienten mit seinem Tode kennen und in der Kommunikation berücksichtigen,
2. aus den Äußerungen des Patienten die richtigen Zeitpunkte für die offene Kommunikation (bzw. die Aufklärungsschritte) erkennen können,
3. in der Lage sein, mit dem Patienten offen zu kommunizieren (bzw. ihn aufzuklären) und ihm dabei einen Rest Hoffnung lassen,
4. in der Lage sein, dem Patienten das Gefühl zu vermitteln, daß alles, was möglich ist, für ihn getan wird,
5. als eine geeignete Gesprächstechnik für diese Situation ein nondirektives unterstützendes Gesprächsverhalten kennen und beherrschen.

---

e. Der Teilnehmer soll mit den Folgen einer offenen Kommunikation mit dem Patienten (bzw. einer Aufklärung) umgehen können. In diesem Rahmen soll er:
1. selbst mit verschiedenen Reaktionsmöglichkeiten des Patienten auf offene Kommunikation (bzw. die Aufklärung) umgehen können,
2. die Familie und Freunde des Patienten in geeigneter Form in die Kommunikation einbeziehen und ihnen Hilfen zur Bewältigung der Situation geben können.

---

f. Der Teilnehmer soll die situativen Bedingungen für den Umgang mit Sterbenden kennen. In diesem Rahmen soll er:
1. situative Bedingungen für Kommunikation und Umgang mit Sterbenden im Krankenhaus kennen,
2. die Voraussetzung für ein Sterben zu Hause kennen.

2.2. *Erläuterungen und Begründungen zu den Lernzielen*

Im vorigen Abschnitt wurden die Lernziele in einem systematischen Überblick dargestellt. Der Katalog weist eine hierarchische Struktur in drei Ebenen auf. Die nachfolgend gegebenen Erklärungen beziehen sich auf die unterste und konkreteste Lernzielebene*.

---

* Das in Abschnitt 2.2. verwendete Numerierungssystem bezieht sich direkt auf die im tabellarischen Überblick (2.1.) verwendete Indizierung.

Lernziel Ia1: Der Teilnehmer soll sich sein bisheriges Verhalten und Erleben im Zusammenhang mit Tod und Sterben bewußt machen.

Wichtig ist es, daß der Teilnehmer sich bewußt macht, welche Gefühle bei ihm ausgelöst werden, wenn er mit Tod und Sterben konfrontiert wird. Umgang mit Sterbenden ist u. E. nicht lernbar ohne eine kritische Auseinandersetzung mit dem eigenen Erleben und Verhalten (vgl. *Bascue* und *Krieger,* S. 40, 1972).

Lernziel Ia2: Der Teilnehmer soll sich das Verhalten und Erleben anderer, besonders im Krankenhaus Tätiger, bewußt machen.

Trotz der steigenden Zahl der Publikationen zu Tod und Sterben besteht ein großer Informationsmangel und ein Defizit an grundlegenden sozialen und beruflichen Fertigkeiten (Skills) in diesem Bereich (siehe hierzu *Fulton*, S. 74–76, 1972). Im Krankenhaus werden Sterbende gemieden. *Becker* (S. 9, 1973) stellt fest, daß den Pflegekräften in zunehmendem Maße der persönlich-menschliche Kontakt fehlt. Dies wird auch deutlich in dem von *Kautzky* (1976) herausgegebenen Erfahrungsbericht einer Frau, die über das Sterben ihres Mannes im Krankenhaus berichtet.

Diese Realitäten müssen u. E. in die Ausbildung einbezogen werden. Eine kritische Reflexion der eigenen Erfahrungen ist deshalb notwendig.

Lernziel Ib1: Der Teilnehmer soll wissen, was gegen eine offene Kommunikation (bzw. eine Aufklärung) spricht.

Argumente gegen eine offene Kommunikation (Aufklärung) sind:
1) Bei manchen Patienten ist jede Kommunikation wegen ihres geistigen und/oder körperlichen Zustandes unmöglich.
2) Ein häufig gebrauchtes Argument ist, daß die Hoffnung zu gesunden die einzige Stütze Todkranker darstelle, bei offener Kommunikation über ihre Krankheit würden sie zusammenbrechen (vgl. *Füsgen,* S. 1320, 1976). Dieser Standpunkt ist sicher eine der Ursachen für die seltene Aufklärung durch Ärzte. So vermutet *Friedman* (S. 295, 1970), daß die von ihm befragten Ärzte selten dazu neigen, die Diagnose mitzuteilen.
3) Manche Patienten geben eindeutig zu erkennen, daß sie über ihre Krankheit nicht kommunizieren möchten, bzw. nicht aufgeklärt werden wollen.
4) Wenn es wegen der kurzen noch zur Verfügung stehenden Zeit unmöglich erscheint, daß der Sterbende sich noch sinnvoll mit seiner Situation auseinandersetzen kann, bzw. noch lernen kann, seinen Tod zu akzeptieren, soll von einer Aufklärung abgesehen werden (vgl. *Glaser* und *Strauss,* S. 111, 1974).
5) In lebensbedrohlichen Zuständen (z. B. bei frischem Herzinfarkt), in denen jede Aufregung schädlich sein kann, soll ein Gespräch über solch schwerwiegende Dinge vermieden werden.

Lernziel Ib2: Der Teilnehmer soll wissen, was für eine offene Kommunikation (bzw. eine Aufklärung) spricht.

Argumente für eine offene Kommunikation (Aufklärung) sind:
1) Die meisten Patienten sind selbst kurz vor ihrem Tod in der Lage zu kommunizieren. Zwar stellt *Benoliel* (S. 255, 1977) für die Zeit zwischen 1961 und 1971 einen Anstieg des Anteils der Patienten fest, die am Tage ihres Todes bewußtlos waren, aber *Witzel* (S. 1373–1374, 1973) fand für die von ihm untersuchten Patienten, daß 70 % 24 Stunden vor dem Tode örtlich und zeitlich voll orientiert waren. Noch 15 Minuten vor ihrem Tode waren 25 % der Sterbenden ansprechbar. Auch *Erlemeier* (S. 46, 1972) unterstützt dieses Argument.

2) Die Meinung, daß Patienten, die über den Ernst ihrer tödlichen Erkrankung aufgeklärt werden, zusammenbrechen, ist häufig nicht mehr als eine Vermutung (*Glaser* und *Strauss*, S. 33, 1974). So stellen *Urban* et al. (S. 44, 1973) fest, daß die Mitteilung der Diagnose bei Malignomkranken im Rahmen einer patientenzentrierten Medizin empfehlenswert ist. Bei der von ihnen beobachteten Patientengruppe traten keine psychiatrischen Probleme und keine Suizidversuche auf. Auch *Cramond* (S. 389, 1970) sieht bei Schwerkranken das Bedürfnis, über ihre Situation zu reden. Seiner Meinung nach ist die Möglichkeit, über Angst zu reden, schon an sich von therapeutischem Wert.

3) Je nach Untersuchung wollen 67 % bis 91 % aller Befragten (darunter Gruppen von Todkranken und Krebspatienten) wissen, wenn ihre Krankheit zum Tod führt (*Schulz* und *Aderman*, S. 16–19, 1976).

4) Die meisten Todkranken kommen, wenn genügend Zeit zur Verfügung steht und den Kranken in der Auseinandersetzung mit ihrer Situation geholfen wird, dazu, ihren eigenen Tod zu akzeptieren (vgl. hierzu *Glaser* und *Strauss*, S. 114–123, 1974; *Kübler-Ross*, S. 99, 1973; *Bowers* et al., S. 25–26, 1973). Auch *Erlemeier* (S. 46, 1972) berichtet von Untersuchungen, nach denen die Äußerungen von Patienten, die über ihren Tod sprachen, mehr akzeptierend als verneinend waren. Reaktionen, die auf Todesfurcht hätten schließen lassen, waren relativ selten. Dieses Argument wird auch für emotional labile Personen nicht außer Kraft gesetzt (*Hinton*, S. 109, 1975).

5) Verschiedene Untersuchungen belegen, daß den Patienten das Wissen darum, daß sie eine zum Tod führende Krankheit haben, nur begrenzt vorenthalten werden kann. In Untersuchungen von *Hinton* (S. 477, 1976) wußten ca. 75 % der Kranken, nach *Witzel* (S. 1374, 1973) fühlten über 50 % der Sterbenden, daß sie todkrank waren. Wir schließen uns der Meinung von *Begemann-Deppe* (S. 86, 1976) an, „ob die Patienten informiert sein wollen oder sich diesem Wissen verweigern, das wird der Arzt ihnen überlassen müssen“.

6) Weitgehende Selbstbestimmung für den Rest der verbleibenden Zeit (z. B. das Ordnen von familiären und geschäftlichen Angelegenheiten) ist oft nur möglich, wenn der Todkranke über seine Situation informiert ist.

7) Die rechtzeitige Auseinandersetzung eines Todkranken mit seiner Situation kann zur Lebensverlängerung oder, nach einigen Autoren, in Ausnahmefällen sogar zur Heilung führen (vgl. *Ringel*, S.148, 1975; *Ikemi* et al., 1975; *Bowers* et al., S. 120 u. S. 160, 1973).

8) Jede psychologische Arbeit mit nicht-aufgeklärten Patienten ist schwierig oder unmöglich, die Isolierung des Kranken fast unvermeidlich (vgl. *Bowers* et al., S. 105–106, 1973).

Lernziel Ib3: Der Teilnehmer soll einordnen, ob sein bisheriges Verhalten und seine Einstellung durch diese Fakten gestützt oder in Frage gestellt werden.

Gemeint ist mit diesem Lernziel, daß der Teilnehmer am Seminar seine Position in Hinblick auf eine offene Kommunikation (siehe oben) reflektiert.

Lernziel Ic1: Der Teilnehmer soll versuchen, sich in die Lage eines Todkranken hineinzuversetzen, um für diese Situation sensibel zu werden.

Will man dem Sterbenden gerecht werden, muß man ihn aus seiner spezifischen Situation heraus verstehen. So sollen die Teilnehmer nachvollziehen können, daß, wie *Bowers* et al. (S. 159, 1973) formulieren – „Patienten Menschen sind und bis zum Ende Menschen bleiben“. Sie haben weiter ein starkes Bedürfnis nach Zuwendung, Kommunikation und Selbstbestimmung (vgl. *Kübler-Ross*, z. B., S. 15–16, 1973).

Lernziel Ic2: Der Teilnehmer soll sich klarmachen, daß die Möglichkeiten des Sich-Hineinversetzens beschränkt sind.

Dem Teilnehmer soll die Erfahrung vermittelt werden, daß das Sich-Hineinversetzen in die Situation eines Todkranken sehr schwierig ist und daß es sehr problematisch ist, als Arzt oder als Schwester abzuschätzen, wie ein todkranker Patient mit seiner Situation zurechtkommen wird. Zwar meint *Hinton* (S. 110, 1975), daß die Analyse der früheren Persönlichkeit des Patienten Hinweise darauf geben könnte, wie die Krankheit von ihm verarbeitet werden kann. Die Möglichkeit einer sicheren Prognose im Einzelfall hält er aber für begrenzt.

Lernziel Ic3: Der Teilnehmer soll auf dieser Grundlage die Entscheidungskompetenz für das Ausmaß der offenen Kommunikation (bzw. der Aufklärung) reflektieren.

Da wir meinen, daß es oft gar nicht möglich sein wird, dem Patienten die Wahrheit vorzuenthalten (s. o.) und es meist schwierig oder gar unmöglich sein dürfte, als Außenstehender zu beurteilen, wie ein Todkranker mit seiner Situation zurechtkommen wird, sollte u. E. der Todkranke selbst entscheiden, wie weitgehend er über seine Krankheit kommunizieren will.

Lernziel Ic4: Der Teilnehmer soll aus den Signalen des Patienten ablesen können, wie offen dieser kommunizieren (bzw. wie offen er aufgeklärt werden) will.

Wichtig ist es, eine Sensibilität für die Kommunikationsbedürfnisse der Todkranken zu entwickeln (vgl. *Beverley,* S. 117, 1976). Die meisten Schwerkranken haben das Bedürfnis, über ihre Situation zu sprechen (s. o. *Cramond,* S. 389, 1970). Dabei sollte man nicht gleich eine umfassende Auseinandersetzung des Kranken mit solch komplexen Fragen wie der Sinngebung des Lebens erwarten. Häufig werden eher sich unmittelbar aus der Situation ergebende Probleme wie der Körperzustand, Schmerzen oder Schwächegefühle Gesprächsgegenstand sein. Die Isolation Sterbender wird in dem Maße vermindert, in dem Gespräche darüber möglich sind.

Lernziel Ic5: Der Teilnehmer soll reflektieren, wie weit er die Bereitschaft zur offenen Kommunikation (bzw. Aufklärung) dem Patienten zu verstehen gibt.

1) Die Angst vor dem eigenen Tode kann dazu führen, daß der Umgang mit Sterbenden vermieden wird, um nicht mit der Situation konfrontiert zu werden. Wir sehen verschiedene Möglichkeiten, diese Ängste abzubauen. Ein Weg dazu stellt sicher die weltanschauliche Auseinandersetzung mit Tod und Sterben dar. Auf diesem Wege kann man zu einer Lebenssicht gelangen, die den eigenen Tod miteinbezieht. Anderen mag es eine Hilfe sein, sich mit den Sterbeerlebnissen, wie sie von *Bahle* (1963), *Hampe* (1975) und *Moody* (1977) berichtet werden, zu beschäftigen. Wir halten es vor allem für wichtig, daß der Teilnehmer sich dieser Ängste bewußt wird. Der konkrete Umgang mit Sterbenden, zu dem der Teilnehmer befähigt werden soll, kann, ebenso wie die beiden oben genannten Wege, zu einer positiven Auseinandersetzung mit dem eigenen Tod führen (vgl. *Kübler-Ross,* S. 7, 1973).
2) Ein weiterer Hinderungsgrund, offen mit dem Patienten über seinen Tod zu kommunizieren, kann in der Unsicherheit des Personals über den inneren psychischen

Zustand des Patienten und über die zu erwartenden Reaktionen liegen. Auch über diese Ängste soll der Teilnehmer sich Klarheit verschaffen.

3) Die Angst vor dem eigenen Tod und die Angst vor den Reaktionen des Patienten führen häufig zur Anwendung von Abwehrmechanismen, die sich in verschiedenen Formen des Verhaltens äußern können. Über Zynismus, Fachsprache, Routine und Unpersönlichkeit (*Bowers* et al., S. 60–63, 1973) wird Distanz zum Patienten aufgebaut. Andere Verhaltensweisen des Personals, die die Kommunikation erschweren, sind z. B. Entmündigung oder Verkindlichung des Patienten, Vermeiden, Verleugnen oder Flucht (*Urban* et al., S. 47–54, 1973). *Siegrist* (1976) konnte zeigen, daß bei 92 % der Schwerkranken die Ärzte ausweichend in den Visitengesprächen reagieren.

4) Wegen der allgemeinen gesellschaftlichen Tabuisierung von Tod und Sterben und der erlebten Vermeidung dieses Themas im Krankenhaus werden viele Patienten besondere Schwierigkeiten haben, über ihre Situation als Todkranke zu kommunizieren, obwohl das Bedürfnis nach Kommunikation in den meisten Fällen vorausgesetzt werden kann (s. o.). Für das Personal stellt sich damit die Aufgabe, diese Barrieren für den Patienten überwindlich zu machen.

5) Häufig wird die Frage aufgeworfen, ob der Arzt oder die Schwester der geeignetere Gesprächspartner für den Patienten über seine Situation sei. Der Arzt hat zwar die größere Verantwortlichkeit, aber die Schwester ist meist mehr beim Patienten. *Sporken* (S. 35, 1976) und *Witzel* (S. 1378, 1973) fordern deshalb übereinstimmend, daß der Patient selbst entscheiden soll, mit wem er sprechen will. Dabei mögen Schwester oder Arzt im Einzelfall mit einem bestimmten Patienten besondere Kommunikationsschwierigkeiten haben. Es sollte dann die Möglichkeit bestehen, daß ein Kollege den Patienten übernimmt.

Lernziel Ic6: Der Teilnehmer soll die möglichen Folgen einer offenen Kommunikation (bzw. Aufklärung) abschätzen können.

1) Bei akut lebensbedrohlichen Zuständen (z. B. frischem Herzinfarkt) kann die offene Kommunikation (Aufklärung) zu einer weiteren Verschlechterung des Zustands des Patienten führen.

2) Verbleibt bis zum vermutlichen Todeszeitpunkt nur sehr wenig Zeit, so wird der Kranke durch eine Aufklärung u. U. nur noch in eine Depression gestürzt, ohne daß er sich sinnvoll mit seiner Situation auseinandersetzen kann.

3) Mit depressiven Reaktionen des Patienten ist im Aufklärungsprozeß fast immer zu rechnen (vgl. *Kübler-Ross,* S. 80–98, 1973, und *Hinton,* S. 472–474, 1976). Teilweise wird sie als erste Reaktion gesehen (*Glaser* und *Strauss,* S. 114, 1974). Die meisten Patienten lösen sich jedoch wieder aus dieser depressiven Phase.

4) Eine Folge der offenen Kommunikation (bzw. Aufklärung) ist, daß der Kranke selbst über die Gestaltung seines verbleibenden Lebens entscheiden kann.

5) Der aufgeklärte Todkranke kann bei entsprechenden Hilfen seine Kräfte gegen die Krankheit mobilisieren und möglicherweise dadurch seine Prognose verbessern (s. o.

Lernziel IId1: Der Teilnehmer soll den Prozeßcharakter der Auseinandersetzung eines Patienten mit seinem Tod kennen und in der Kommunikation berücksichtigen.

1) Die Auseinandersetzung mit dem eigenen Tod ist ein Prozeß, in dem verschiedene Reaktionsweisen unterschieden werden können. Am bekanntesten ist das Fünf-Phasen-Modell von *Kübler-Ross* (1973), demzufolge nacheinander die Phasen: Nicht-Wahrhaben wollen, Zorn, Verhandeln, Depression und Zustimmung ablaufen. *Sporken* (S. 59/60, 1976) modifizierte und ergänzte dies Modell. *Kastenbaum* und *Costa* (S. 242, 1977)

kritisieren grundsätzlich ein starres Festhalten an diesen Phasen. *Glaser* und *Strauss* (S. 110–114, 1974) glauben, aufgrund eigener Untersuchungen in der Initialphase eine Depression bzw. Hoffnungslosigkeit beobachtet zu haben. Erst in der Folgezeit entscheide sich, ob die Wahrheit angenommen oder abgelehnt würde. *Freyberger* (S. 583–585, 1973) berichtet verschiedene Äußerungsformen einer Schockreaktion. Daneben bestünden unterschiedliche Formen von Abwehrverhalten. Als Konsequenz aus all diesen Beobachtungen ergibt sich u. E., daß in der Auseinandersetzung mit dem eigenen Tod der Patient zwar in der Regel zu einem bestimmten Zeitpunkt mit negativen Gefühlen reagiert, daß diese aber meist überwunden werden. Wie dazu beigetragen werden kann, solche kritischen psychischen Zustände zu überwinden, wird weiter unten diskutiert.

2) Es wurde bereits darauf hingewiesen, daß die Auseinandersetzung mit dem eigenen Tod kein punktuelles Ereignis, sondern ein Prozeß ist. Daraus folgt, daß die Aufklärung ebenfalls nicht als einmaliger Akt verstanden werden kann, sondern als ein länger andauernder Kommunikationsprozeß begriffen werden muß (*Urban* et al., S. 43, 1973 und *Glaser* und *Strauss*, S. 110 und S. 122–123, 1974). *Freyberger* (S. 1880 ff., 1976) berücksichtigt dies in seiner Forderung, daß jede reale Diagnosemitteilung an die Bedingung geknüpft sein sollte, daß der Arzt dem Patienten danach potentiell ständig zur Verfügung steht. In unserem unten dargestellten Flußdiagramm (siehe Abschnitt 2.3) haben wir besonderen Wert auf die Berücksichtigung des Prozeßcharakters der Kommunikation gelegt.

Lernziel IId2: Der Teilnehmer soll aus den Äußerungen des Patienten die richtigen Zeitpunkte für eine offene Kommunikation (bzw. die Aufklärung) erkennen können.

Wir haben bereits oben unseren Standpunkt dargelegt, daß nur der Patient selbst darüber entscheiden kann, wie weitgehend er über seine Situation aufgeklärt werden will. Ebenfalls wurde darauf hingewiesen, daß dem Patienten die Möglichkeit gegeben werden sollte, seinen Kommunikationspartner auszuwählen. Zusätzlich scheint es uns wichtig zu berücksichtigen, daß „der kranke Mensch sowenig wie der gesunde jederzeit zur Unterhaltung über ernste Themen aufgelegt ist, sondern zuweilen lieber an noch so illusorische angenehme Dinge denkt. Wir müssen dem Patienten zu verstehen geben, daß wir zur Verfügung stehen, wenn er sprechen möchte" (*Kübler-Ross*, S. 123, 1973). Dem Patienten, der von sich aus keine Initiative ergreift, muß man die eigene Bereitschaft zum Gespräch besonders deutlich signalisieren. Dabei sollte man auf jeden Fall vermeiden, dem Patienten ein Gespräch aufzudrängen. Schrittweise sollte er, seinem jeweiligen Bedürfnis entsprechend, die gerade von ihm gewünschte Information erhalten können oder die Möglichkeit haben, sich durch Äußerung seiner Gefühle zu entlasten.

Lernziel IId3: Der Teilnehmer soll in der Lage sein, mit dem Patienten offen zu kommunizieren (bzw. ihn aufzuklären) und ihm dabei einen Rest Hoffnung zu lassen.

Auch der aufgeklärte todkranke Patient, der seine Krankheit realistisch beurteilt, benötigt zwischenzeitlich immer wieder Augenblicke, in denen er sich auf manchmal unrealistische Hoffnungen zurückzieht (vgl. *Kübler-Ross*, S. 120–134, 1973). So kann man beobachten, daß ein Kranker, mit dem man offen über den Verlauf seiner Krankheit gesprochen hat, jetzt Pläne schmiedet, von denen er selbst wissen müßte, daß sie unrealistisch sind. Diese entlastende Zweigleisigkeit im Denken des Patienten sollte man dadurch ermöglichen, daß man bei der Aufklärung einen

Hoffnungsrest beläßt. Dies kann z.B. ermöglicht werden durch Hinweise auf Spontanheilungen oder mögliche neue medizinische Erkenntnisse. Damit ist allerdings nicht gemeint, daß dem Patienten eine unrealistische Sicht seiner Lage vermittelt wird. In Ausnahmefällen allerdings – nämlich dann, wenn ein Patient auf Wunsch aufgeklärt wurde, es sich aber dann nachträglich erweist, daß er mit seiner Situation überhaupt nicht zurechtkommt – kann der Hoffnungsrest so weit wieder verstärkt werden, daß die erfolgte Aufklärung teilweise zurückgenommen wird. Auf keinen Fall sollten aber dem Patienten Angaben über den zu erwartenden Todeszeitpunkt gemacht werden, weil das dem Patienten jede Hoffnung raubt. Außerdem ist eine solche Voraussage meist ohnehin nicht genau möglich.

Lernziel IId4: Der Teilnehmer soll in der Lage sein, dem Patienten das Gefühl zu vermitteln, daß alles, was möglich ist, für ihn getan wird.

Kübler-Ross (S. 122, 1973) verweist darauf, wie wichtig es ist, dem Patienten das Gefühl zu vermitteln, daß er in seiner Situation nicht alleine gelassen und abgeschoben wird. Praktische Hilfen, Schmerzbekämpfung und entlastende Gespräche sind in diesem Sinne unterstützende Maßnahmen für den todkranken Patienten.

Lernziel IId5: Der Teilnehmer soll als eine geeignete Gesprächstechnik für diese Situation ein nondirektives unterstützendes Gesprächsverhalten kennen und beherrschen.

1) Als geeignete Gesprächstechnik für offene Kommunikation mit Sterbenden bietet sich die nondirektive Gesprächsführung nach *Rogers* an (vgl. *Tausch,* 1973; *Rest,* S. 430, 1974). Während *Grady* (S. 790, 1975) vorschlägt, daß ein Ziel der Psychotherapie mit Sterbenden darin bestehen müsse, daß der Psychotherapeut dem Sterbenden hilft, sein Leben zu überblicken, entscheidet bei der nondirektiven Gesprächsform der Patienten selbst, worüber er sprechen will. Auf direktive Ratschläge und analytische Deutungen wird im allgemeinen verzichtet. Direktive Gesprächstechniken führen eher dazu, daß sich Patienten zu Symptomen und äußeren Problemen äußern und weniger auf ihre Gefühle eingehen, außerdem sprechen die Patienten in dieser Situation weniger spontan (vgl. *Frank,* 1964).

Die nondirektive Gesprächstechnik zielt auf ein einfaches Akzeptieren der Äußerungen des Patienten, gefühlsmäßige Inhalte der Äußerungen des Patienten werden vom Therapeuten reflektiert. Diese Gesprächsform hat für den Umgang mit Sterbenden folgende Vorteile:

- Sie erlaubt dem Patienten, seine Vorstellungen von der Krankheit mitzuteilen. Angemessene Aufklärung sollte von dem Vorwissen des Patienten ausgehen (vgl. *Froelich* und *Bishop,* S. 84, 1973).
- Die Patientenäußerungen lassen erkennen, wie stark sein Informationsbedürfnis zur Zeit ist. Entsprechend sollte eine schrittweise Aufklärung erfolgen. Damit entscheidet der Patient selbst, wann und wie weitgehend er Informationen über seine Krankheit haben will.
- Die nondirektive Gesprächsform erlaubt es dem Patienten, seine Gefühle mitzuteilen (vgl. *Bascue* und *Krieger,* S. 19, 1972; *Kübler-Ross,* S. 113, 1970). Nach *Cramond* (S. 389, 1970) ist schon die Möglichkeit, über Angst zu sprechen, in sich therapeutisch bzw. entlastend.
- Die Gesprächsform bietet über emotionale Zuwendung, positive Wertschätzung und innere Anteilnahme (vgl. *Minsel* et al., 1973) eine gute Möglichkeit, den Patienten in seiner schwierigen Situation zu unterstützen (vgl. auch *Freyberger,* S. 585, 1973). Diese Unterstützung sollte unabhängig davon erfolgen, wie der Aufklärungsstand des Patienten zur Zeit ist.

2) In der offenen Kommunikation mit Todkranken kann jedoch nicht völlig auf direktive Elemente verzichtet werden. So müssen entsprechend dem gerade vorhandenen Informationsbedürfnis des Patienten Mitteilungen über Diagnose, Prognose und Therapiemöglichkeiten gemacht werden. Weitere direktive Elemente sind z. B. das Belassen eines Hoffnungsrestes in der Aufklärung und das Vermitteln des Gefühls, daß für den Patienten alles getan wird, auch wenn er todkrank ist.

Lernziel IIe1: Der Teilnehmer soll selbst mit verschiedenen Reaktionsmöglichkeiten des Patienten auf offene Kommunikation (bzw. die Aufklärung) umgehen können.

Die Vorbereitung des Seminarteilnehmers auf die zu erwartenden Reaktionen von todkranken Patienten erleichtert sicher den Umgang mit ihnen. Durch die nondirektive Gesprächsform ist auch ein Weg aufgezeigt, wie das Personal negative Affekte des Patienten aufgreifen und ihn allein dadurch entlasten kann. Zu berücksichtigen ist aber auch, daß das mit Todkranken umgehende Personal Entlastungsmöglichkeiten hat, sei es, daß diese im Mitarbeiterkreis oder außerhalb gefunden werden.

Lernziel IIe2: Der Teilnehmer soll die Familie und Freunde des Patienten in geeigneter Form in die Kommunikation einbeziehen und ihnen Hilfen zur Bewältigung der Situation geben können.

1) Angehörige des Kranken sollten von vornherein in die Kommunikation miteinbezogen werden (*Beverley,* S. 122, 1976), für das Wohlergehen des Patienten ist dies nach *Hertzberg* (S. 809, 1972) eine entscheidende Variable. Familie und Freunde kennen den Patienten besser als die Mitarbeiter auf Station oder der Seelsorger und sind für viele Fragen die kompetenteren Gesprächspartner. Aufgrund von emotionalen Bindungen sind sie auch eher in der Lage, den Todkranken gefühlsmäßig zu stützen.
2) Dabei ist es allerdings wichtig, daß die Kommunikation zwischen Mitarbeitern, den Angehörigen und dem Patienten koordiniert wird. Je weniger das, was der Patient und seine Familie über die Situation wissen, voneinander abweicht, umso leichter können die Angehörigen dem Sterbenden wirklich beistehen. Sonst besteht der Zwang, ständig die wahren Gefühle zu verleugnen und zu verbergen (*Meyer,* S. 63, 1976).
Folgende Hilfen können der Familie gegeben werden:
- Aufklärung über den Krankheitszustand des Patienten
- Bekanntgeben des Aufklärungszustandes des Patienten
- Angebot der Zusammenarbeit in der Begleitung des Patienten
- Erläuterung über möglicherweise zu erwartende Reaktionen des Todkranken
- Angebot, bei in der Familie auftretenden Schwierigkeiten, zur Verfügung zu stehen
- Angehörigen und Freunden häufigen Zugang zum Patienten zu ermöglichen (vgl. hierzu *Hertzberg,* S. 809, 1972).

3) Schwierigkeiten in der Zusammenarbeit mit der Familie können dadurch auftreten, daß die Angehörigen selbst von der Situation und dem drohenden Verlust emotional zu stark betroffen sind. In diesem Lernprogramm soll nicht weiter darauf eingegangen werden, wie den Hinterbliebenen gezielt geholfen werden kann. Wichtig ist jedoch zu wissen, daß ähnliche Reaktionen wie beim Sterbenden auch bei den Angehörigen vor und nach dem Tod des Familienmitgliedes auftreten können (vgl. *Lauter,* S. 76, 1976).

Lernziel IIf1: Der Teilnehmer soll die situativen Bedingungen für Kommunikation und Umgang mit Sterbenden im Krankenhaus kennen.

Von Bedeutung für eine offene Kommunikation mit Sterbenden ist auch die Berücksichtigung einer Reihe von situativen Bedingungen. So ist es in manchen Situationen wünschenswert, ohne Mithörer mit dem betroffenen Patienten ein Gespräch führen zu können (vgl. *Kübler-Ross,* S. 40, 1973). Auch ein Mindestmaß an Zeit und Ruhe auf Seiten des Arztes und der Schwester sind notwendig. Darüberhinaus muß die Kommunikation über den Stand der Gespräche zwischen den verschiedenen auf Personalseite Beteiligten gewährleistet sein. Damit wird die Frage des Organisationsprinzips einer Station berührt (vgl. *Köhle* et al., 1977).

Lernziel IIf2: Der Teilnehmer soll die Voraussetzung für ein Sterben zu Hause kennen.

Das Programm richtet sich zwar auf den Umgang mit Sterbenden im Krankenhaus, wir halten es aber für wichtig, daß der Teilnehmer im Auge behält, daß ein Sterben zu Hause in vielen Fällen die bessere Möglichkeit sein wird. Voraussetzung dafür ist, daß die Familie des Kranken zur Pflege bereit und in der Lage ist. Zusätzlich muß auch ein Arzt zur Verfügung stehen, der gegebenenfalls durch Hausbesuche die medizinische Versorgung des Sterbenden gewährleistet. Viele der im Krankenhaus notwendigen Einschränkungen können dem Patienten zu Hause erspart bleiben.

2.3. Schritte des Kommunikationsprozesses mit Sterbenden

In dem in Abbildung 1 dargestellten Flußdiagramm haben wir mögliche Schritte des Kommunikationsprozesses mit Sterbenden aufgezeigt. Dem Modell liegen unsere oben diskutierten Vorstellungen zugrunde. Wesentlich ist die Verdeutlichung des Prozeßcharakters. Die Frage, ob ein Patient aufgeklärt werden will, entscheidet sich damit nicht zu einem einzigen Zeitpunkt. Sowohl die Entscheidung für als auch gegen eine Aufklärung bleibt reversibel, einmal durch die mögliche Verstärkung des dem Patienten belassenen Hoffnungsrestes, andererseits durch immer wieder gezeigte Bereitschaft, an den Patienten Informationen weiterzugeben. Zusätzlich ist anzumerken, daß zwischen den einzelnen Schritten der Informationsgabe auch entlastende Gespräche notwendig werden können.

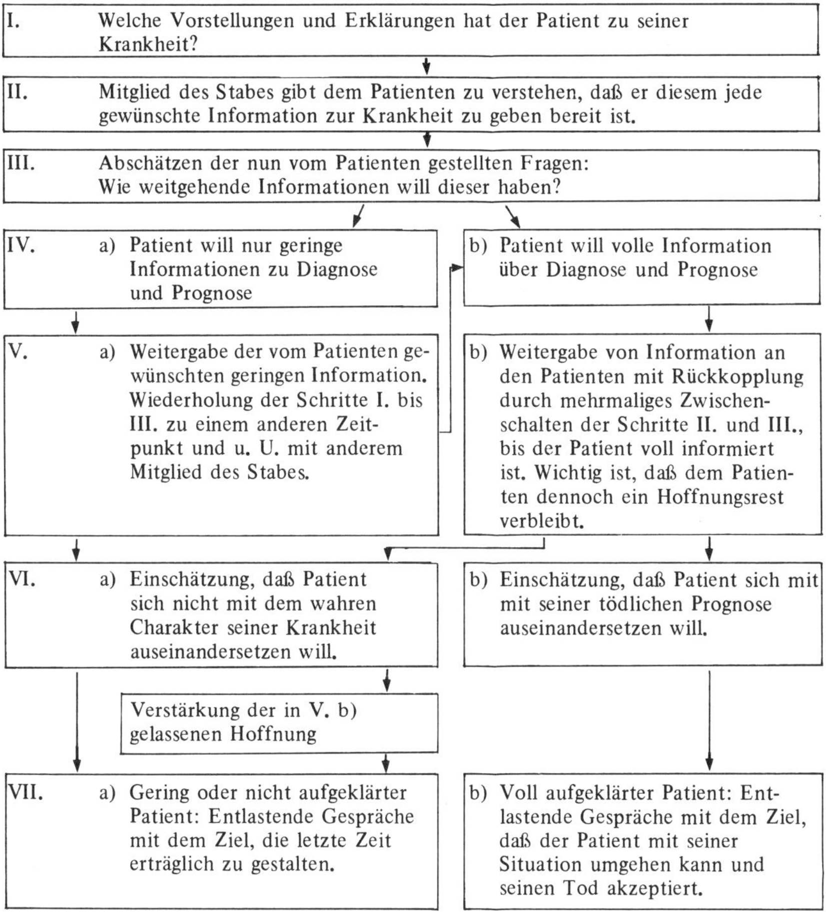

Abb. 1 Schritte des Kommunikations-Prozesses mit Sterbenden

3. Schlußbemerkungen und Ausblick

Aufbauend auf den oben dargestellten Lernzielen wurde ein detailliertes Lernprogramm entwickelt. Das Programm umfaßt sieben Einheiten, aufgegliedert in 27 Programmpunkte. Eine Übersicht über die einzelnen Programmelemente findet sich bei *Koch* und *Schmeling* (1978), eine detaillierte Beschreibung des Programms erfolgt im Rahmen der Dissertation von *Schmeling* (in Vorbereitung).

Das Programm versucht eine Synthese von Selbsterfahrung, Wissensvermittlung und Skill-Training. Die Evaluation des Programms erfolgt auf der Grundlage unserer bisherigen Erfahrungen mit zehn Gruppen (ca. 120 Personen) von Medizinstudenten, Krankenschwestern, Schwesternschülerinnen und Zivildienstleistenden im Krankenhausdienst. Die Bewertung des Programms beruht auf Ergebnissen aus Fragebögen und Inhaltsanalysen von Gruppendiskussionen. Methoden und erste Ergebnisse sowie vorläufige Schlußfolgerungen aus diesem Evaluationsprozeß werden ebenfalls bei *Schmeling* (in Vorbereitung) dargestellt.

Obwohl die Analysen noch nicht abgeschlossen sind, deutet sich an, daß die Standardversion des Programms, wie sie bisher verwendet wurde, Variationen für verschiedene Zielgruppen und für verschiedene zeitliche Gegebenheiten erfahren wird (z. B. eine Kurz- und eine Langversion). Eine wesentliche Verschiebung der Lernziele hingegen scheint bis jetzt nicht erforderlich.

4. Zusammenfassung

In diesem Beitrag wird die Intensivierung der Ausbildung für den Umgang mit Sterbenden gefordert. Voraussetzung dafür ist eine Klärung der konkreten Zielsetzungen einer solchen Ausbildung. Ein detaillierter Lernzielkatalog für den Umgang mit Sterbenden wird vorgestellt und anhand von Literatur begründet.

Diesem Lernzielkatalog entspricht ein inzwischen an der Abteilung für Medizinische Psychologie der Universitätsklinik Hamburg-Eppendorf entwickeltes und an verschiedenen Zielgruppen (z. B. Medizinstudenten und Pflegepersonal) erprobtes Lernprogramm.

5. Literatur

Bahle, J.: Keine Angst vor dem Sterben – zur Psychologie des angstfreien und schönen Sterbens. Kulturpsychologischer Verlag, Hemmenhofen, 1963

Bascue, L.O., G.W. Krieger: Existential Counseling for the Dying. In: Journal of Rehabilitation, (März/April 1972) 18, 19 und 40

Becker, P.: Der Sterbende und seine Umwelt. In: Zeitschrift für präklinische Geriatrie 12 (1973) 3–10

Begemann-Deppe, M.: Im Krankenhaus Sterben: Das Problem der Wissenskonstitution in einer besonderen Situation. In: *Begemann, H.* (Hrsg.): Patient im Krankenhaus. Urban & Schwarzenberg, München (1976) 71–89

Benoliel, J.Q.: Social Characteristics of Death as a Recorded Hospital Event. In: Communicating Nursing Research, Vol. 8 (Boulder, Colorado, Western Interstate Commission for Higher Education). (März 1977) 245–267

Beverley, E.V.: Understanding and Helping Dying Patients and Their Families. In: Geriatrics (März 1976) 117–127
Bowers, M.K., E.M. Jackson, J.A. Knight, L. le Shan: Wie können wir Sterbenden beistehen? Kaiser, München, 1973, 3. Auflage
Cramond, W.A.: Psychotherapy of the Dying Patient. In: British Medical Journal, (15. Aug. 1970) 389–393
Dahmer, J.: Psychologische Konsequenzen lernzielorientierten Unterrichts. In: Die Medizinische Welt 25, Heft 16 (1974) 717–720
Erlemeier, N.: Psychologische Forschungen zum Todesproblem. In: Zeitschrift für Gerontologie, Band 5, Heft 1 (1972) 32–49
Frank, G.H.: The Effect of Directive and Non-Directive Statements by Therapists on the Content of Patient Verbalisations. In: Journal of Genetic Psychology 71 (1964) 323–328
Freyberger, H.: Grundzüge der psychotherapeutischen Sterbehilfe bei Krankenhauspatienten. In: Deutsche Krankenpflegezeitschrift 11 (1973) 582–587
Freyberger, H.: Psychosoziales Verhalten des unheilbar Krebskranken. In: Die Medizinische Welt 27, Nr. 40 (Oktober 1976) 1878–1882
Friedman, H.J.: Physician Management of Dying Patients: An Exploration. In: Psychiatry in Medicine 1 (Okt. 1970) 295–305
Froelich, R.E., F.M. Bishop: Die Gesprächsführung des Arztes. Springer, Berlin/Heidelberg/New York, 1973
Füsgen, I.: Sterbeklinik. In der Serie „Geriatrische Euthanasieprobleme". In: Ärztliche Praxis 31 (Apr. 1976) 1318–1320
Fulton, R.: Death and Dying: Some Sociologic Aspects of Terminal Care. In: Modern Medicine 29 (Mai 1972) 74–77
Glaser, B.G., A.L. Strauss: Interaktion mit Sterbenden. Vandenhoeck & Ruprecht, Göttingen, 1974
Grady, M.: An Assessment of the Behavioral Scientist's Role With the Dying Patient and the Family. In: Military Medicine 140 (Nov. 1975) 789–792
Hampe, J.C.: Sterben ist doch ganz anders. Kreuz-Verlag, Stuttgart, 1975
Hertzberg, L.J.: Cancer and the Dying Patient. In: American Journal of Psychiatry 128, 7 (Jan. 1972) 806–810
Hinton, J.: The Influence of Previous Personality on Reactions to Having Terminal Cancer. In: Omega Vol. 6 (2) (1975) 95–111
Hinton, J.: Approaching Death. In: Modern Trends in Psychosomatic Medicine (Ed. O. Hill III), London 1976
Ikemi, Y., S. Nakagawa, T. Nakagawa, S. Mineyasu: Psychosomatic Consideration on Cancer Patients Who Have Made a Narrow Escape from Death. In: Dynamische Psychiatrie 31 (1975) 77–92
Kastenbaum, R., P.T. Costa: Psychological Perspectives on Death. Annual Review of Psychology 28 (1977) 225–249
Kautzky, R.: Sterben im Krankenhaus. Herder, Freiburg 1976
Koch, U., C. Schmeling: „Umgang mit Sterbenden" – ein Lernprogramm für Ärzte, Medizinstudenten und Krankenschwestern. In: Medizinische Psychologie 1 (1978)
Köhle, K., D. Böck, A. Grauhan: Die internistisch-psychosomatische Krankenstation. Editiones „Roche", Basel 1977
Kübler-Ross, E.: Psychotherapy for the Dying Patient. In: Current Psychiatric Therapies 10 (1970) 110–117
Kübler-Ross, E.: Interviews mit Sterbenden. Kreuz-Verlag, Stuttgart, (1973) 6. Auflage
Lauter, H.: Todesbewußtsein und Sterbehilfe bei alten Menschen. In: Das ärztliche Gespräch 24 (1976) 64–79
Meyer, J.E.: Die Krebskrankheit, psychologische Aspekte ihrer Erkennung und Behandlung. In: Das ärztliche Gespräch 24 (1976) 58–63

Minsel, W.R., I. Langer, U. Peters, R. Tausch: Bedeutsame weitere Variablen des Psychotherapeutenverhaltens. In: Zeitschrift für klinische Psychologie 2 (1973) 197–210

Moody, R.: Leben nach dem Tod. Rowohlt, Reinbeck 1977

Rest, F.: Pädagogik des Todes – Hilfe zum Sterben. In: Theorie und Praxis der sozialen Arbeit 25 (1974) 422–432

Ringel, E.: Sterben und Tod als Problem des medizinischen Unterrichts. In: Dynamische Psychiatrie 32 (1975) 143–158

Schmeling, C.: Ein Lernprogramm für den Umgang mit Sterbenden – Lernziele, Aufbau und Evaluation. Medizinische Dissertation in der Abt. Med. Psych., Hamburg-Eppendorf (in Vorbereitung)

Schulz, R., D. Aderman: How the Medical Staff Copes with Dying Patients: A Critical Review. In: Omega 7 (1) (1976) 11–21

Siegrist, J.: Asymmetrische Kommunikation bei Klinischen Visiten. In: Medizinische Klinik 71 (1976) 1962–1966

Sporken, P.: Umgang mit Sterbenden. Patmos-Verlag, Düsseldorf, 3. Auflage, (1976)

Tausch, R.: Gesprächspsychotherapie. Hogrefe, Göttingen, 5. Auflage (1973)

Urban, H., H. Bosch, W. Geist, K. Köhle: Der Umgang mit unheilbar Kranken. In: Themen der Krankenpflege 1, Jahrgang 1, Urban & Schwarzenberg, München, (1973) 37–68

Witzel, L.: Der Sterbende als Patient. In: Medizinische Klinik 68 (1973) 1373–1378

Sterbebeistand bleibt eine Herausforderung

Georg Wolff, Hans-Joachim Schmoll und Ernst Engelke

Die Beiträge dieses Buches sollten dem Leser eine ganze Reihe von theoretischen Überlegungen und praktischen Erfahrungen vermitteln; mancher Leser mag aber darüberhinaus keine Antwort auf seine Frage nach konkreten Handlungsanweisungen für seine tägliche praktische Arbeit mit Sterbenskranken gefunden haben. Konkrete Handlungsanweisungen zu geben wäre sehr problematisch, denn es kann kein programmiertes Management im Umgang mit Sterbenskranken geben. Weder sollte die Forderung erhoben werden, daß jeder, der mit Sterbenskranken konfrontiert ist, auch zu einem aktiven Sterbebeistand verpflichtet ist, noch sollte derjenige, der Sterbebeistand leistet, sich an ein vorgegebenes detailliertes Konzept halten müssen. Denn Sterbehilfe und Sterbebeistand sind, wie *Sporken* in diesem Buch betont, ein höchst individueller, ein ganz persönlicher Prozeß sowohl für den Patienten als auch für den Sterbehelfer. Es gibt für Sterbehilfe und Sterbebeistand nur wenige allgemeingültige Vorgehensweisen. Sie wurden z. B. von *Sporken* wie auch von *Koch* und *Schmeling* dargestellt. Aber schon die Anwendung dieser Vorgehensweisen geschieht in einem von persönlichen biographischen Erfahrungen und Bedürfnissen bestimmten Kontext. Das gilt für die Erfahrungen und Bedürfnisse des Patienten ebenso wie für die des Sterbehelfers. Hinsichtlich der Bedürfnisse und psychischen Befindlichkeiten der Sterbenskranken wurden in den Beiträgen dieses Buches viele explizite oder implizite Hinweise gegeben.

Aber was wir da an Bedürfnissen und Befindlichkeiten bei den Sterbenskranken wahrnehmen, wieviel davon sind Teil unserer eigenen Ängste, Befürchtungen, Einsamkeiten, Gesprächsbarrieren oder Ohnmachtsgefühle? In einer so auf persönliche Kommunikation ausgelegten Arbeit wie Sterbebeistand sind wir als Sterbehelfer mit unseren eigenen Gefühlen und Erlebnissen immer Teil der Kommunikation. Unsere eigenen Gefühle und Erlebnisse werden sich in dem Begleitungsprozeß bei einem einzelnen Patienten über die Zeit verändern und darüberhinaus noch in der Arbeit mit verschiedenen Patienten einem ständigen Wandel unterworfen sein. Und so wird es in der Arbeit mit sterbenskranken Kindern und Erwachsenen auch keinen Zeitpunkt geben, an dem die Art des Umgehens mit dem Patienten so weit entwickelt ist, daß sie nicht noch weiter entwicklungsbedürftig wäre.

Die Beiträge dieses Buches sind für diejenigen geschrieben, die Sterbenskranke begleiten und ihnen und ihren Familien beistehen wollen, das Sterben als unabwendbaren Bestandteil ihres Lebens einerseits zu erleben und mehr oder weniger anzunehmen, und andererseits trotz dieser Annahme das noch erhaltene Leben als lebenswert für sich erfahren zu können. In der Bereitschaft und dem Bedürfnis zu dieser Annahme wird es von Patient zu Patient und von Familie zu Familie große Unterschiede geben, und zugleich wird die Annahme des Sterbens durch Patient und Familie u. U. auch von der Person des Sterbehelfers abhängig sein. Jeder, der mit einem Sterbenskranken konfrontiert wird, kann von diesem aufgefordert werden, bei ihm Sterbehilfe und Sterbebeistand zu leisten. Es stellt sich dann für ihn die Frage, welche Voraussetzungen er für diese Arbeit miteinbringt. Dieser letzte Beitrag befaßt sich deshalb auch mit Überlegungen zu diesen Voraussetzungen. Die Überlegungen sollen dem Leser helfen, die Befunde und Erfahrungen anderer in die eigene Praxis umzusetzen.

Hartmann fragt in diesem Buch: „Was haben wir alles verlernt, um so viel wieder lernen zu müssen?" Haben wir wirklich verlernt, oder besteht nicht vielmehr nur ein Lern-Defizit? Diejenigen, die nach Hilfestellung für den Sterbebeistand fragen, wenn sie mit sterbenskranken Patienten konfrontiert werden, sind zumeist ja die jüngeren Schwestern, Ärzte und Mitarbeiter in Kliniken und Altenheimen. Ihnen fehlen in der Regel Vorerfahrungen in der Konfrontation mit Sterbenden in ihrem eigenen privaten Leben, Vorerfahrungen im Umgehen mit den auftauchenden Gefühlen und Ängsten, und ihnen fehlen die solchen Situationen angemessenen Verhaltensmuster. Der zweite Beitrag von *Sporken* sowie die Lernzieldiskussion von *Koch* und *Schmeling* – zumal in der angekündigten Programmbeschreibung – können hier neben direkter Konfrontation mit Sterbenden eine wirksam und hilfreiche Unterstützung bieten, um dieses Lerndefizit auszugleichen.

Weitere Überlegungen betreffen die Motivation zum Sterbebeistand. Viele Sterbehelfer werden durch die Anfragen der Sterbenden zu einem Sterbebeistand veranlaßt. Sie haben kaum eine Wahl. Nur wenige können unabhängig wählen, ob und in welchem Umfang sie Sterbebeistand leisten wollen oder nicht. Für alle aber stellt sich immer wieder die Frage, warum und mit welchen Voraussetzungen sie Sterbebeistand leisten. Warum wollen wir helfen? Zu welchem Ziel wollen wir ver-helfen? Sind wir vielleicht gelegentlich sogar eine Zumutung, eine Belastung für den Patienten? Versuchen wir unsere eigenen Sterbens- und Todesängste stellvertretend am Patienten zu bearbeiten? Welche psychodynamische Funktion hat die Arbeit mit Sterbenskranken und deren Familien für uns selbst? Suchen wir nach Möglichkeiten, bisher in unserem Leben nicht-verwirklichte Trauerreaktionen nachholen zu können? Welche weiteren Motive für den Sterbebeistand, den wir leisten, lassen sich aus unserer eigenen Biographie herleiten?

In einigen Artikeln dieses Buches ist die Rede von der Tabuisierung von Sterben und Tod in unserer Gesellschaft. Handelt es sich dabei wirklich um Tabuisierungen dieser Themen, so wie auch Sexualität als Opfer der Tabuisierung angesehen wurde? Oder geht es nicht vielmehr um die Tabuisierung, das Nicht-Aussprechen der im Zusammenhang mit diesen Themen erlebten Gefühle, nämlich z. B. um Angst, Scham, Trauer, Wut, Ohnmacht und Betroffenheit? Mehrfach wird in diesem Buch zu Recht auf die Notwendigkeit hingewiesen, Gefühle der Angst, Einsamkeit, Hoffnungslosigkeit und Bedrohtheit zu respektieren, wie sie sich beim sterbenskranken Patienten in Form von Abwehr, Leugnung oder Kommunikationsbarrieren äußern. Auf der anderen Seite haben auch die Sterbehelfer und alle, die mit Sterbenskranken konfrontiert sein können, ein Recht darauf, daß ihre Gefühle der Angst, Ohnmacht, Bedrückung und Trauer, ihr Widerstand gegen die Konfrontation mit Sterbenskranken und ihre Flucht vor Gesprächen mit ihnen, respektiert werden. Tabuisierung im Sinne von Respektieren der Themen Sterben und Tod ist so gesehen ein berechtigter humaner Schutz vor der Konfrontation mit Gefühlen, die für den Betroffenen – Patient, Sterbehelfer oder Kollege – im Augenblick nicht verkraftbar sein können. Wie in den Beiträgen vielfach betont, brauchen Patient wie Sterbehelfer Zeit, Geduld und Duldsamkeit, um ihren persönlichen Weg bei der Arbeit zu finden. Eine radikale undifferenzierte Enttabuisierung könnte mißverständlich werden und gefährdend wirken, indem sie die persönliche Intimität des Sterbens gerade nicht zulassen wird.

Zum Glück geben uns auch hier die Patienten, Erwachsene wie Kinder, oft Hilfestellungen. Wenn sie uns oft auch durch Verschweigen schützen wollen, so geben sie uns doch auch Signale, wenn sie unsere Umgehensweisen mit ihnen als für sie selbst unangemessen und nur schwer oder kaum ertragbar erleben: z. B. vergessen sie unseren Namen, können sich an frühere Gesprächsinhalte nicht erinnern, weichen aus in scheinbare Belanglosigkeiten, wollen gerade schlafen oder sie reagieren wie befreit, wenn wir – etwa im Falle eines Kindes – statt eines Gespräches ein Spiel am Bett vorschlagen. Nicht immer sind solche Signale Hinweise darauf, daß die Patienten sich nicht mit den Gefühlen im Zusammenhang mit dem sie bedrohenden Sterben auseinandersetzen wollen. Vielmehr müssen wir uns bei diesen und ähnlichen Signalen immer auch fragen, ob sich der Patient nicht auch gegen uns zu schützen versucht. Daß wir trotz bester Intentionen manchmal von Patienten oder auch deren Familien abgelehnt werden, können wir manchmal nur von Kollegen erfahren, die gleichzeitig mit den betreffenden Patienten befaßt sind. Auch hier erweist sich die Notwendigkeit zur Teamarbeit. Die Eigenkontrolle, die ständige kritische Bewertung und Fortentwicklung des eigenen Vorgehens wird erst möglich, wenn die jeweiligen Beobachtungen und Erfahrungen bei der Arbeit mit Sterbenskranken in regelmäßigem Austausch mit Kollegen gedanklich und emotional aufgearbeitet werden können. Vorgehensweisen für eine solche Aufarbeitung wurden beispielsweise in den Beiträgen von *Köhle* (Stationskonzept), *Engelke* (Psychodrama) und *Piper* (Clinical Pastoral Training) dargestellt.

Vorschläge und Trainingsprogramme zur Begegnung mit sterbenskranken Patienten beziehen sich bisher ganz überwiegend auf Einzelbeziehungen zwischen Sterbehelfer und Patient. Zumindest im deutschsprachigen Raum fehlen – abgesehen von einzelnen Berichten – systematische Erfahrungsdarstellungen und gar Lehrprogramme für das Umgehen mit dem sterbenskranken Patienten und seinen Familienangehörigen im Sinne einer familientherapeutischen Intervention. *Schmoll* hat in diesem Buch auf die Bedeutung des sozialen Umfelds des Sterbenden hingewiesen. Wenn zunehmend mehr Patienten im Krankenhaus sterben, welche Möglichkeiten einer gemeinsamen Trauerarbeit mit dem Patienten bleiben dann den hinterbleibenden Familienangehörigen? Wird die Möglichkeit zu einer solchen gemeinsamen Trauerarbeit und Lernerfahrung im Umgehen mit Sterben und den begleitenden Gefühlen zunehmend geringer? Müssen wir selbst vielleicht auch ein einsames Sterben im Krankenhaus oder Altenheim erwarten?

Um die Vereinsamung zu vermindern und die Lerndefizite auszugleichen, könnte die Einbeziehung der Familien von Sterbenskranken in die Arbeit der Sterbehilfe und des Sterbebeistandes hilfreich sein. Die Bedeutung, die die psychologische Befindlichkeit von Patient und Familie für die Entstehung, Überwindung und das Annehmen von Krankheiten und deren Behandlungsnebenwirkungen hat, wurde jedoch bisher von der Medizin noch nicht hinreichend realisiert. Besteht nicht aber doch die Herausforderung an die Medizin, auf die psychologischen Belange der lebensbedrohlich Erkrankten und ihrer Familien einzugehen?

Die Aufgaben, die *Sporken* als Bestandteile eines Sterbebeistandes definiert, kann die Familie eines lebensbedrohlich Erkrankten oft nicht erfüllen. Zu sehr haben Krisensituationen eine Verstärkung von Abwehrmechanismen und Kommunikationseinschränkungen zur Folge. Zu sehr auch werden die Familienangehörigen selbst zu Betroffenen und Schutzbedürftigen. Allzu zahlreich sind die Beispiele, in denen das beiderseitige Wissen um die Unausweichlichkeit einer akuten Lebensbedrohtheit von zwei Partnern verheimlicht wurde, um den jeweils anderen zu schützen. Aber trotz der Enttäuschungen, die erwachsene Patienten in solchen Krisensituationen durch ihre Partner und Kinder durch ihre Eltern erfahren, bleibt bei vielen Patienten, Kindern wie Erwachsenen, doch auch ein starkes Bedürfnis, daß sich die Kommunikationseinschränkungen zu ihren Familienmitgliedern beheben ließen, daß über den Weg einer schmerzvollen Aussprache eine gefühlsmäßige Befreiung und Entlastung möglich wäre.

Hier kann eine wichtige Aufgabe für eine sich als sozial bezeichnende Medizin und für den Sterbehelfer liegen, nämlich in der Vermittlung von emotional bedeutsamen Kontakten und Kommunikationen zwischen dem Patienten und seinen Familienangehörigen. In dieser Vermittlung, die auch der Familie bei der Bewältigung der Trauerarbeit helfen soll, kann in der Zukunft eine wichtige vorbeugende Maßnahme liegen, mit dem Ziel, psychische und/oder somatische Spätfolgen unverarbeiteter Trauererlebnisse bei den Familienangehörigen Sterbenskranker zu vermindern. Vorerst aber sind die Erfahrungen vieler Sterbehelfer in einem solchen familientherapeutischen Vorgehen erforderlich. Auch diese Erfahrungen bedürfen dann einer gemeinsamen Aufarbeitung im Team der Sterbehelfer.

Mit einer gemeinsamen Aufarbeitung der Erfahrungen und Beobachtungen am Krankenbett wird das Vorfeld empirischer klinischer Forschungen bei Sterbenskranken beschritten. Eine solche Forschung ist notwendig und möglich, trotz erheblicher methodischer, ethischer und moralischer Schwierigkeiten. Sie hätte neben anderen folgende mögliche und notwendige Ziele:

– Informationen über Verhaltens- und Erlebnisverläufe bei Patienten mit gleichen oder unterschiedlichen Erkrankungen im Prozeß der lebensbedrohlichen Krankheit und ihrer Behandlung;

– Aussagen über mögliche Korrelationen zwischen Verhaltens- und Erlebnisverläufen und unterschiedlichen Behandlungsschemata;

– Untersuchungen über mögliche Zusammenhänge zwischen der psychischen Lebensbiographie und der Erkrankung bei jetzt sterbenskranken Patienten;

– Erforschung der differentiellen Wirksamkeit unterschiedlicher psychologischer bzw. psychotherapeutischer Interventionsmethoden (z. B. aufdeckend versus zudeckend; verhaltenstherapeutisch versus nicht-direktiv, klientenzentriert);

– Systematische Erforschung der Reaktionen und Verarbeitungsmöglichkeiten bei den Familienangehörigen sterbenskranker Patienten;

– Umsetzung der Befunde in psychologisch-psychotherapeutische Betreuungsstrategien und Verbesserung der Trainingsprogramme für den Umgang mit sterbenskranken Kindern und Erwachsenen.

Systematische psychologische Erhebungen zu den angegebenen Themenbereichen sind auch am Krankenbett möglich, solange die Patienten, die Familienangehörigen und auch das Krankenhauspersonal nicht die Erfahrung machen müssen, zum Forschungsobjekt reduziert zu werden. Die fortdauernde kritische Selbstbewertung des Sterbehelfers bzw. Untersuchers bleibt dabei eine ethische wie methodische Voraussetzung.

So stellen wir uns zum Schluß auch die Frage, welche Reaktionen bekämen wir von sterbenskranken Patienten, wenn sie die Beiträge dieses Buches lesen würden? Würden sie sich verstanden fühlen? Oder haben wir an den betroffenen Patienten vorbeidiskutiert und vorbeigedacht?

Enke

Kranke im Krankenhaus

Grenzen und Ergänzungsbedürftigkeit naturwissenschaftlich-technischer Medizin

Von K. ENGELHARDT / A. WIRTH / L. KINDERMANN

1973. VIII, 228 S., kart. DM 16,80

ISBN 3 432 81241 8

Patientenzentrierte Medizin

Von K. ENGELHARDT

1978. XIII, 233 S. kart. DM 24,80

ISBN 3 432 89701 4

Mit den Augen eines Psychiaters

Von K. P. KISKER

1976. X, 134 S. kart. DM 24,–

ISBN 3 432 88801 5

Forschung im Konflikt mit Recht und Ethik

Zur Problematik von Zeugnisverweigerungsrecht, strafrechtlicher Immunität und freiem Datenzugang des Forschers

Herausgegeben von A. ESER / K. F. SCHUMANN

1976. VIII, 496 S. ‹flexibles Taschenbuch› DM 24,80

ISBN 3 432 88191 6

Ferdinand Enke Verlag Stuttgart